JN307980

新潮新書

里見清一
SATOMI Seiichi

衆愚の病理

525

新潮社

まえがき

かつて私は、平成版のドラマ『白い巨塔』（フジテレビ系）の制作に協力した。非常に上質のドラマになり、人気も抜群だったが、悪口を言う人間もいないわけではなかった。驚いたことにその一人は私の母親で、母は「善人と悪人が分かれていなくて、小難しいから面白くない。水戸黄門の方が良い」と、恐るべき言葉を吐いていた。そのことをプロデューサーのM君に伝えると、「まあ、歌舞伎で培《つちか》われた国民性ですからねえ」と諦め顔で嘆息していた。

あれから10年、M君の祈りか、はたまた呪いのせいでもなかろうが、日本でも「絶対的な存在」もしくは「絶対的な善」というものが揺らいでいるように思える。

平和憲法なんて、どうかすると改正すべしという意見の方が多数派になった。民主主義も、前の選挙の結果をすぐに全面的に否定する醜態が続き、さすがに批判が高まっている。「民意」に、葵《あおい》の印籠のごとき神通力はなくなった。かつて「地球よりも重い」とされた人命にしたって、日本老年医学会が「(延命のための措置である）胃瘻《いろう》見直し」なんて言い出す始末で、すべてのものに優先するものではならなくなりつつある。

そういう時代になって、ものごとの方向性を指し示すのは本物のプロフェッショナルであるはずだが、どうも最近、プロの評判が悪い。政治家も、医者も、原子力学者も、地震予知の専門家も（以下略）、碌《ろく》でもない奴ばかりのように言われる。むしろ、占いや口コミの方が信用される。

しかし、プロフェッショナリズムが尊重されず、素人《しろうと》が前面に出るような時代は、それこそ碌なものではない。

素人は100%の白黒を要求するが、プロフェッショナルはそんなこと無理だと分かっている。なぜならばプロは素人が見たがらないことを見、知りたがらないことを知っているからである。むろん、私がすべての分野に通暁《つうぎょう》しているわけはないが、ある特定の事項のプロとして、そういう「大人の事情」を察するくらいはできる。そして、いかに歯切れが悪くとも、そうした「プロの知恵」ないしは「プロの技術」こそが、世に必要なものだと信じて疑わない。プロが素人の圧力に迎合ないし屈服することこそ、諸悪の根源だと思っている。

盗人にも三分の理があるという。盗人に三分あるくらいなら、東電や相撲協会には四分の理屈はあろう。医者の評判は最近ますます悪く、論文捏造《ねつぞう》なんて話もいっぱいあるが、総体としては四分五厘くらいの理屈をつけても罰は当たるまい。

本書は月刊誌「新潮45」に、東日本大震災後に書いたものを、加筆・修正のうえ編集したものである。「過去のこと」を振り返るという趣旨で出版するのではないから、その時々での「現在進行」の意識を残すため、文中のさまざまな人々の役職名などは、書いた当時のままとした。

話題はあちこち飛んでいるが、まだ一般的に残る「これは善《よ》いもの（ヒーロー）、こちらは悪いもの（ヒール）」という価値判断に挑戦し、隠れたプロフェッショナリズム、またはその欠落を考察しているつもりである。その意味で、前著『偽善の医療』（新潮新書）の拡大版ということになろうか。

本書中に出て来る「わが編集者」とは、医者としての私の患者、物書きとしての私の指南番で、個人的には最大の悪友というべき新潮社石井昂氏のことであるが、連載中、実際にご尽力いただいた「新潮45」編集部の西山奈々子さん、および新潮新書の後藤裕二さんに深く感謝します。

平成25年5月

里見清一

衆愚の病理——目次

一 「敗戦処理」はエースの仕事である

1 「敗戦処理」とは何か

負け戦は終わっていない

堺屋太一さんによると、東日本大震災は徳川幕府の終焉、太平洋戦争の敗北に続く「第三の敗戦」だそうである。まあそれを言えば、大正の関東大震災や平成の阪神大震災だって、また平成劈頭《へきとう》のバブル崩壊だって「敗戦」になろうし、つい先頃のリーマンショックだって同じような表現がされていたのだが。いずれにしても、堺屋さんは、ここで明治維新や戦後復興と同じように改革を成し遂げよと説かれるが、私はもうちょっとネガティブに考えてしまう。「負けた」んだから、まずやらないといけないのは、「敗戦処理」になる。改革も復興も、さしあたってこれをやった後の話ではないか。

敗戦処理ということは、つまり負け戦はまだ終わっていないのである。野球でもサッカーでも、なでしこジャパンのワールドカップ決勝戦みたいに劇的な結末、というのは少ない。少ないから劇的なのであって、多くはもう試合の途中で、勝負はほぼついてしまっている。しかし、ここで次に備えて作戦を立てるとか練習に励むとかいうことは許されない。まだこの試合は終わっていないのだから、ここをきちんと始末をつけてからでないとこの先へ進むことはできないのである。福島原発のことを考えれば今回の震災の「敗戦」はまだ継続中であることは自明である。もちろん、野球の試合と違うのだから、この処理をしながら復興を目指すことは可能であろうし、またそうすべきには違いないが、いずれにしても負け戦を、負けだからといって放り出すわけにはいかない。

小宮山悟という名投手がいた。エースとして活躍した後にメジャーリーグに渡ったが、その後古巣のロッテに戻り、自ら敗戦処理投手、つまり大量リードされている状況でのロングリリーフを買って出、チームの優勝にも貢献している。そして契約更改の際に

「敗戦処理投手の評価が低いのはおかしい」という発言をしたそうで、私はその記事を読んで感動してしまった。些《いささ》か失礼な言い方になるが、野球選手の中では桁違いの知性の持ち主とお見受けする。

野球界といえば政治にも影響力をもつらしい傲岸不遜な新聞社の親方がよく出て来る。勝てば勝っただけ機嫌よくて負ければしくじった監督や選手をあしざまに罵っているが、そんなのボケ爺さんでもできる。小宮山元投手の洞察力とは比較の対象にならない。

誰も負け戦の後始末なんてしたくない。だがしかし、やらないと次はない。昔の親が子供に「人の嫌がることをやれ」と説教したのは、まさにこういう場面を想定していたのか。

意気が上がらないのはもちろんのこと、敗戦処理にはさまざまな困難が伴う。秀吉が信長に認められた最大の功績の一つは、浅井長政に裏切られて挟撃された金ヶ崎の退却戦で殿軍を務めたことだという。第二次大戦初頭のダンケルクにおいて、イギリス軍はナチスドイツの攻勢を防ぎ数十万人の兵士を撤退させることに成功した。これらが赫々たる戦果とされるのは、困難なことを達成したということもあるが、それにも増して信長や連合軍が最終的に「勝った」からである。戦っている最中は優勢な敵に対して、よくて命からがら、悪ければ皆殺し、なのだからそのまま逃げてしまおうとしても不思議ではない。だが、そうしたらもはやそれまで、なのである。

東電を「批判」する資格

よって敗戦処理の人員を如何《いか》に確保し、かつ、そのモチベーションを保つかは、非常に重要である。しかしそれを認識することすら困難であることも、広い野球界でもこれが分かっていた（少なくとも公に言及していた）のが小宮山悟、ただ一人であることからも容易に理解できる。

福島原発で敗戦処理に当っているのは、東電とその関連会社（下請け）の職員の人々である。我々は、作業の進捗が遅いとか故障しがちだとか情報が出ないとか文句たらたらであるが、それでも3月11～15日のカタストロフ以来、私が東京から避難せずに（もしくは娘を避難させずに）いられるのは、吉田所長以下の職員の人たちのおかげであると思っている。

当然東電には今回の事故について責任はあろうが、だからといって吊るし上げをしていれば福島の状況は良くなるのか。もちろんみんな、会社の上層部や経営陣の責任と、現場で働いている人たちとは区別しているつもりなのだろうが、その線引きは明らかではない。私は、遅々として進まない安定化作業を報告する現場の幹部の人たちは、自分たちが「戦犯」である、事故に某《なにがし》かの責任はあることを感じつつ、敗戦処理に当っていると想像する。そんなことはない、あいつらはみな利益の亡者で、今だって下請け作業員に仕事を押し付けているだけだという「厳しい見方」に、私は与しない。

私には、東電を今「批判」している人たちの中で、本当にその資格があるのはごく一握りではないかと思える。もちろん私自身にはその資格はない。東電に「騙されて」、原発の安全性を信じ、原発が作っていた電力の恩恵に浴していたことは、批判する資格を生じさせない。ずっと原発の危険性を主張していたと自称する人間の中だって、ただ「原発＝危険」と繰り返していただけの輩《やから》は、鸚鵡返しに「原発＝安全」と言っていた東電幹部となんら変わりはない。今になってそれ見たことかと勝ち誇るように東電を叩く連中は、ただ丁半バクチで目が出ただけのことではないか。

今、起こってしまったことを悔やみつつ、「敗戦処理」のための具体策を、あえていえば東電と一緒に（一緒、というのが誤解を招くならば同時に、と換言しても良い）呻吟《しんぎん》している人たちだけが本物である。東電のコマーシャルに出た芸能人に至るまで戦犯扱いにして、ただあいつも悪いこいつも悪いと言っているだけの奴は黙るべきである。もしくは一人で壁に向かって呪っていればよい。

自衛隊を罵った輩

私は、現在東電社員をボロクソに貶している人たちの多くは、その昔、自衛隊を「税金泥棒」と罵っていた連中と同類ではないかと思っている。自衛隊があの罵声に耐え、士気《モラール》を維持してくれていたのは国家のために幸いであったが、今回の震災で自衛隊に感謝する声は地に溢れても、あのときはひどいこと言ってすみませんでした、と謝る人間がいなかったというのは解せない。まさかに当時の社会党や日教組の構成員がすべて死に絶えているわけでもなかろう。当時、自衛隊員がみな嫌気が差してやめていたら今の日本はなかったのと同様、今、東電および関連会社の人たちが逃げ出してしまった暁《あかつき》には日本は崩壊する。身体的にも精神的にも辛く困難な撤退戦を行っている人たちは何を思い、何を考えて作業しているのか。そのくらいの想像力が働かない人間は「意見」など言わない方がよい。

福島原発の事故がなかったとしても、原子力発電には核燃料の最終処理と廃炉という壮大な撤退戦が待っている。原子力発電は、そういう最終的な後始末を未定先送りにしたままの究極の自転車操業なのだそうだ。もちろん事故を起こした原発の処分は遥かに困難であり、おそらくは数十年単位の時間がかかる「敗戦処理」である。誰がこれをやるのか。

廃棄物処理なんて仕事は誰もやりたくない。悪徳業者が産業廃棄物処理を請負い、ただ山積放置して環境問題になったという事件が続出したのはその証拠である。それでもまだ「産業」が活動しているのであれば、嫌々ながらも仕方がない、これも仕事だとみな思ってくれるだろうが、日本は脱原発に動くという。そうなると、誰が福島の敗戦処理とその他の原発の撤退戦を行うのか。何十年か先には消えてなくなる産業の後始末を進んでやろうという若者（これから大学に進もうという人間にとっては、働き盛りでその仕事が消滅することになる）がいるのか。それとも、これから原発を推進しようという中国や途上国から「人材」を導入するのか。そういう国にとっては、日本の原発の解体処理を「練習」でやることは多少のプラスになるかも知れないが、そんなのに日本の命運を任せられるのか。

脱原発とは、積極的に技術や資金を注ぎ込んで行う事業である。原発なくなれ、と言ったら勝手に向こうが消滅してくれるものではない。そして、小宮山悟のごとき敗戦処理の「人材」はそうそういるものではない。

汚染国呼ばわりの屈辱

こういうことをつらつら考えているのはもちろん、今回の「敗戦処理」も、決して上《う》手《ま》くいってはいないことが私のような素人にも分かるからである。ちなみに前回の、第二次大戦の敗戦処理は上出来で日本は復興したかというと、そう単純でもない。戦後復興は日本が完膚なきまでに叩き潰されてからのことであって、現在進行中の負け戦を最小限の被害で終わらせるという、ここで論じる敗戦処理とはちょっと違う。その「敗戦処理」には旧日本軍は見事に失敗した。また、戦後日本を作った主体はGHQであって、彼らにとっては勝ち戦の戦後処理なのである。

福島原発事故で最も口惜しかったことの一つは、中国に汚染国呼ばわりされたことである。低濃度汚染水を事前通告なしに海に流したという拙劣なことをやってしまったこちらが悪いのではあるが、お前らにだけは言われたくない、と思ったのは私だけではなかろう。枝野前官房長官の「ただちに影響を与えるものではない」という言回しの是非や意味するところはともかく、確かに福島原発からの放射線被曝で「ただちに」影響が出た人は、今のところいない。一方、中国では「ただちに影響が出る」どころか食べたり飲んだりしたら即死するような毒物入り食品が出回っていて、ついこの間は輸出までしていたではないか。

相手はさんざん大気核実験をやって放射能を撒き散らし、また大気も水も環境汚染で自国民ばかりか近隣にも迷惑をかけまくっている無法国家である。それに対しても「私らが悪うございました」と恐縮しなければいけないとしたら、精神衛生上まことに良くない。どころか、私は、かの国などは、ずっとネチネチと嫌味を言い続けたあげく、何かの時には金を毟り取ろうとするだろうと予想している。どうかしたら、彼らは自分たちの原発や原潜の事故とかを隠蔽して(起こったら隠すだろう)、その結果の汚染まで福島のせいと主張しかねない。それはいまだに尾を引く戦後補償の問題他を考えれば容易に想像がつく。そういうことが我が国復興の足枷にならないよう、外交努力で国際社会と早期に決着をつけておいて欲しいところだが、現状ははなはだ心許ない。菅政権後半の外務大臣の名前なんて、覚えている人がどのくらいいるか。誰かマシなのはいないのかね。

もう一つ、敗戦処理でもっと重大なのは、過度の加害者意識から誇りとか気概とかいうものまで失ってしまわないか、というスピリットの問題である。

菅元首相は、その昔薬害エイズ問題で厚生省の責任を明らかにして謝罪したことを最大の業績にしているが、そもそも自分がやったことではないことを謝るのは気が楽である。それによって、おのれは良心的であることもアピールできる。私は別にあの決断自体をどうこう言うのではないが、ああいう、どう転んでも自分には傷がつかないことをその後の「売り」にする了見は、やはり卑しいと思う。

そんな連中がそろっている民主党政権が、事故処理のために大盤振舞いしようとするのは極めて危険なことではないか、と私は内心恐れている。とにかく金に糸目をつけず、といった感じでフランスのアレバ社やアメリカのキュリオン社などから寄せ集めで作った汚染水処理システムなんて、故障ばっかりで、中国の継接《つぎは》ぎ新幹線を笑えない。ひょっとしたら欧米の会社はビジネスチャンスとばかりに群がっているのではないか、と疑うのは私の根性がねじけているせいだろうか。一体、最終的な勘定書きがどのくらいになるのか、考えるだけでも気が遠くなる。

私は「事故を起こしたのは国家の責任だから」と一見殊勝な言辞を吐いて（そのくせ

「原発を推進したのは自民党政権」と責任をなすりつけて）コストを度外視するポピュリスト政治家より、少しでも支出をケチろうとする財務官僚の方がまだ信用できるのではないか、とさえ思っている。

「敗戦」によってそれまでのすべてが悪かった、何をどう批判されてもおっしゃる通り、という態度をとることは将来に禍根を残すことになるのではないか。この私の疑いが的を射ているのか杞憂なのかを判断するには、GHQによる「戦後処理」の結果、日本人の精神構造がどうなったかを正しく分析すればいいはずであるが、これはいまだに結論が出ていないから今からでは間に合わないだろうな。

そうした「敗軍の将、兵を語らず」の姿勢は、その実凡庸な頭脳が思考停止に陥っているだけ（思考停止する側はむしろラクになるであろう）の可能性が高いにもかかわらず、傍目《はため》からもまた当事者自身も「潔い」と勘違いしがちなところが、また余計に厄介である。

さて日本人だけが特別に敗戦処理が下手かというと、そうでもなさそうだ。「起きてしまったこと」の事後処理だが中国の高速鉄道事故後の対応もひどいものだった。一説によると、事故車両を埋めてしまったというわけのわからん行動は、隠蔽の意図からではなく、ただ「禍々《まがまが》しいものを埋める」という伝統に則ったものだったそうだ。その昔西太后も、西洋の機関車を「不吉なもの」として埋めたことがあったらしい。しかし咄嗟にとる行動がそうした呪術的伝統に縛られてしまうということは、いかに関係者が狼狽していたかを如実に示している。

医者の仕事は「敗戦処理」

ぼちぼち、まとめにかかる。敗戦処理は、辛く苦しく難しいが、それは必要なのである。なぜならば、世の中のほとんどすべてのことは最終的には負けで終わり、けれどもまたそこで関係者がすべて消滅するわけではなく、それなりに「次」があるからだ。

まとめにかかると言いながら横道に逸れて恐縮だが、敗戦処理を無視することもあるらしい。東郷平八郎提督はある人に、日本海海戦に敗れたらどうするつもりだったか、と聞かれて、そんなことは全く考えていなかった、と答えたそうである。この話は小室直樹さんの本で読んだが、小室さんは負けたらそのまま破滅しかない一か八かの際には負けた時のことなど考えずに（考えても仕方がない）、勝った時の事後処理のみを考えるべしとコメントしていた。しかし、こんなのはやはり例外的なことで、我々はそういう劇的な例外にばかり目を奪われてはいけない。

スポーツでも最後まで勝って優勝するのは、ただ一人もしくは一チームのみである。言われてみれば当然でも、そのことを直視する人は少ない。やたら持ち上げるようであるが、小宮山元投手はもしかすると、「興一利不如除一害、生一事不如省一事」（利益になることを起こすよりも害をなくすことの方が大事である。何かを生むよりも何かを省くことの方が重要である）と喝破した、チンギスハンの宰相、耶律楚材《やりつそざい》に匹敵するくらいなのかも知れない。

ところで最初から死のうと思って医者にかかる人はいなかろうが、結局のところ人はみな死ぬのであって、それは「圧倒的多数は最後には負ける」という事実以上に確実なことである。そしてその死は、本人が何かを考える、もしくは準備をする前に急死、もしくは頓死で訪れることもないではないが、多くはそれなりのプロセスを辿り、ごく大雑把にでも予測がつく時期がある。私は、最後の最後まで勝利を信じて、という看板を掲げることを一概に否定するものではないが、それが常にベストであると信じるほどウブではない。有り体に言えば、私の仕事の、というより大多数の医者の仕事の相当部分は敗戦処理である。

私の周りには、よく言えばものの分かった、悪く言えばひねくれた患者がかなりいて、「いよいよの時にはなんとか助けてくれ」なんて言わずに、「うまく死なせてくれ」と頼まれることが多くなった。そう言う人たちには、世の中の医者が、他と比べて違うわけではなく、やっぱり「敗戦処理」に長《た》けていない、ということが分かっているのだろう。

2 「患者の死」は忌むべき敗北なのか

何が楽しいんだ?

私が赴任した時の国立がんセンター（現・国立がん研究センター）中央病院（以降、「がんセンター」とする）では、7A病棟に肺癌の内科患者が、7Bに同じく外科患者が入院していた。それ自体はいいのだが、怪《け》しからぬことに7Bでは、外科のレジデントどもが患者さんに、「うちの病棟にいれば、肺癌でも手術で助かる。しかし、7Aに行ったら、助からない」と平然と吹き込んでいた。手術で全員「助かる」のならいいが、相当数は再発し、内科的治療を検討することになる。その時、「今度は7A病棟に行け」と言われた患者さんたちのショックは容易に想像できる。

医学部を出たくらいの頭をもつ連中が、どうしてこれしきのことにも配慮できずに患者に「内科へ回されたら助からない」などと言ってしまうかというと、彼らを教える外科医たちがそういうことを公言、もしくは「指導」していたからである。そして、その「偉い外科の先生たち」がどうしてそう言っていたかというと、確かに肺癌は、一定の割合で手術では根治するものの、内科的治療だとほとんど治らないからである。「治らない」のは即ち負けであり、だから内科病棟は（医者も患者も）負け犬のいるところ、それをそのまま言って何が悪い、という感覚であったろう。要するに、自分たちはエースである。エースといえども負けることはあるが、敗戦処理投手と一緒にしてくれるな、ということになる。

がんセンターの総長までされたある外科の先生は、人格者としても有名で皆の尊敬を集めていたが、カンファレンスの際、アメリカで癌の内科的治療を日常診療として（つまり研究としてではなく）行っている「community oncologist」と呼ばれる腫瘍内科医たちについて、「彼らは何が楽しくてやっているのか？」と真顔で質問された。

「いや、たとえば我々は、胸部レントゲン写真の読影なんかを、医師会の先生たちと一緒に勉強するよな。開業医の先生も、それによって知識を得て、癌を早期発見して、治すことに貢献できるわけだろう？　また、君らがんセンターの内科医は、臨床研究して、学会発表したり論文書いたりできる。だけど、実地臨床でそんな進行癌の治療なんかしていても、一人も治らないのだろう？　知識が増える喜びなんてのもない。何が嬉しいんだ？」と。

エースにやらせるな

今では外科医たちも、「癌の内科治療」に一定の役割があることについては、おおっぴらに否定することはほとんどない。しかし、やはり「病気は治してナンボ、それができない医者は格下」という意識は、変わっていないと私は思っている。面と向かって訊かれて本音を答えるような素直なことをしなくなっただけである。別の、国立がんセンター外科のある名医はエレベーターに乗り合わせた私に、「なんか、これからは末期の患者の症状を和らげる緩和ケアに力を入れるとかいう話だな」と話しかけた。「そんなの、国立がんセンターのやる仕事じゃない」と彼は苦笑しながら断言していた。この先生はまた、再発患者のターミナルケアなどはすべて内科がやるべきである、と強く主張されていた。外科医は手術に専念して患者を治す、つまり「命を救わねばならない」のだ。要するに、「エースに敗戦処理までやらせるなよ」ということである。

それでは、外科医から下に見られている内科医は、回された進行癌患者や再発症例の敗戦処理がうまくできているかというと、これまたヘタクソである。私ごときにそんなこと言う資格があるかどうかは別にして、世の中の医者がおしなべてうまく敗戦処理できていないということは、つまり安心して死ねないということで、これは社会の重大関心事になるだろう。まずは話の行きがかり上、癌治療について述べる。

数年前、まだ私ががんセンターに在籍していた時、初診の窓口で患者に一律に「意思表示書」なるものを配る、という提案がなされた。「回復の見込みがなくなったような時に、心肺蘇生術などを受けたくない」という意思表示を、「したい人はここにサインしてくれ」というものである。繰り返すが、これからがんセンターにかかろう、病気を治してもらおう、治らないまでも良くしてもらおう、という人に向かって、いきなり

「回復の見込みがなくなった時には心臓マッサージなどをしない」という意思を示せ、というのである。医者やナースや事務方からなる、がんセンターのワーキンググループは、本気で、それを「患者のため」、つまり負け戦になった時のため、より良い敗戦（つまり死）を迎えるための心の準備をしてあげようと考えたようだ。

私はそれが提案された病院全体の診療委員会で大声で反対し、クレージーだと言い切った。黙りこくっている周囲を眺めながら、私は本気で、同僚はみな狂ってしまったのかと疑った。結局ぽつぽつと私に賛同してくれる人が出てきて、また提案者がまともな反論もできなかったので、その「意思表示書」の導入は無期延期となった。会議の後でワーキンググループのメンバーの一人が私に近づいてきて、「いや、自分も、まさかあんなのが通って診療委員会に出て来るとは思わなかった。なんか知らないうちに、実際には患者を診ていない××先生なんかがまとめてしまった」と言訳した。その××先生の意図は明らかである。期待に反して戦い敗れた時に、トラブルや内輪もめを防ごうというのである。つまりは彼なりの「敗戦処理のため」なのであろう。私は、医者も患者から離れると、ここまで役人化するものか、といっそ感心した。

さて、がんセンターなどでは内科治療の多くは試験的な治療の一環として行われる。

これ自体は悪いことではない、どころか、患者の望むところでもあるだろう。わざわざがんセンターまでやってきて、「他と同じ治療」では張合いもなかろうから。ところがまた最近は、インフォームドコンセントとやらで、これにやたらめったら変な予防線を張られることが多い。

かつて私ががんセンターで治療し、もちろん治ってはいないがさしあたり病状が落着いていた患者がいた。私が異動することになった時、その患者はがんセンターの同僚に引き継いで置いてきた。新しい病院では外来日も決まっていないような状態だったし、なによりその患者はまだ状態も良かったので、再発してもがんセンターの「最新の」医療が受けられるだろう。これは逆に言うと、医者側もその患者を臨床試験に入れてデータにすることができる、ということである。これを悪く思わないでいただきたい。こういうことはやはり、国立がんセンターの使命なのである。

ところが、その患者が娘さんとともに、私の新しい勤務先の外来に逃げてきた。どうしたのかと聞くと、再発だと言われたという。それは仕方がない。しかしそういう患者を対象として、がんセンターでは臨床試験、つまり先端治療が行われていたはずだが？ と訝る私に、患者の娘が頭から湯気を立てながら話した。案の定、その試験治療を提示されたのだという。

「なんでもね、二つの治療法のどちらがよいか、を比較する試験なんですって。そのうちの一つは、とにかく副作用が強くて、耐えられなかったら死んじゃうって。もう一つは効果が薄いから、病気が進行して死んじゃうって。じゃあ他に治療法はないんですかって聞いたら、これこれこういう薬もあるけど、やっぱり副作用強くて死んじゃうって。前にやった治療をもう一度やる方法もあるけど、あまり効果はないだろうから死んじゃうって。それでね、そんな話をこの人（患者）の前でやるんですよ」

もちろん、その通りの説明内容であったはずはなく、かなりの尾鰭がついているには違いない。しかし患者と家族はどれもお先真っ暗、と言われたように感じたことは事実のようである。そう説明したのは、これも、うまくいかなかった時の予防線のつもりで、彼らなりの敗戦処理（の下準備）なのだ。娘さんの恨み言はなおも続く。

「それで、その説明がね、先生（私）が紹介してくれたあの担当のP先生じゃなくて、P先生はわきで聞いているんだけど、若いレジデントっていうんですか、研修医みたいな人がやるんですよ。私はね、あんまり腹が立ったから、どうしてこんな大事な話を研修医なんかにやらせるんですかって聞いたのよ。そうしたらP先生は、そうしないと若い人が育たないからだって！　がんセンターは教育もしないといけないんだって！」

申し訳ないが私は笑い出してしまった。楽屋話をバラしてしまう馬鹿正直もないもんだ。分かりました。あとは私がやりましょう。で、その中で、私はこれこれの治療を選ぼうと思う。もちろんリスクはある。死んじゃう可能性も、ないではない。だけども、治療によって良くなることを目指してやるんだ。私がやるんだからいいよね？

「お願いします」

こいつは逃げていない、そう思わせる方が、最悪のことを並べ立てた文書にサインさせるよりも、よほどよい防御策になると思うんだけどなあ。

「負け」を認めたくない

そういう治療がある時はまだマシである。これがなかなか積極的な治療法が難しくなってきて、あからさまに「近くの病院に行け、ホスピスに行け」ということを言われ、見捨てられたと思う患者はさらに多い。私は世に言う「がん難民」という言葉はあまり適切ではないと思っている。一応、がんセンター側も「行き場所」を提示しているのだから、「そこへは行きたくない」というだけでは「行くところがない」難民とは言えなかろう。

しかし、ではどうして患者はそこへは「行きたくない」のかというと、「負け」を認めたくないからである。つまり、やってる側も「(医者として) 敗戦処理をやらされる」のが嫌なのと同様、いわば観ている客の側も「勝負を諦めたモード」になりたくはないのである。

最近は癌の専門施設の側が、「がん難民」対策をあれこれ打ち出しているようであるが、「敗戦処理は、嫌だ」という感覚を前提としたままで、根本でズレているような感が拭えない。

そういう病院の病棟では積極的治療ができなくなった患者に対して、ペインコントロールや精神的サポートなどの「緩和ケア」の専門家が患者の話を聞き、あれこれ処置を講じてくれる。

ところが肝腎の主治医は、「もうやることがない」その患者に対して熱意を失っており、滅多にベッドサイドにも行かないことが往々にしてある。仕方なくレジデントが緩和ケア科の指示に従って患者の治療にあたっているが、やはり「主治医から負け戦の下請け」をやらされているという気分にしかなれない。本当は、がんセンターで、「最新治療」を研修に来たのに、敗戦処理かよ。

緩和ケア科の方も、別に患者が死ぬとき夜中にかけつけて看取ったりしない。あくまで自分たちはサポートするスタッフであり、主治医つまり指揮官ではないのである。ついでに言えば、世の中の多くの緩和ケア専門施設、つまりホスピスは、そうした患者の主治医の役割まで代行するが、「自分たちのやり方」に固執し、たとえば何度も繰り返し、急変時に蘇生はしない、輸血もしない、とにかく一切の癌治療はしない、ということを患者と家族に確認しサインさせる。こういうことで「負け戦」を認めたくない患者家族とトラブルになるのを、私は数限りなく見聞している。

「患者が、薬を、殺す」

また一方、専門施設の多くは通常の治療手段が尽きた患者に対し治験薬のような試験治療に力を入れると称している。しかし、実際には試験治療に入れる患者は相当厳しい基準（肝臓や腎臓や心臓の機能が大丈夫とか、糖尿病など合併症がないとか）をクリアしないといけない。治験薬を供給する企業は、もしくはどこかの研究施設は、新薬を世に出したいために臨床施設に治験を依頼するのである。状態が悪い患者に使われてその患者が亡くなったりして、そのため開発が中断されるということを極度に恐れる。私はアメリカの新薬開発の研究者から、「one patient can kill the drug」という言葉を聞いた。「患者が、薬を、殺す」のであって、逆ではない。めったやたらに「人道上の見地から」使われては困るのである。

そういう制限なしに、希望者全員に使える、というような「試験治療」は、実際上その辺の民間療法と同じようなことになり、科学的データを揃えて治療開発を進める、という本来の専門施設の役割からは外れる。

それに、奇跡のような治療法がそうそうできるわけもないので、ほとんどの被験者(患者)は、そうした試験治療をやったのだがやはりうまくいかなかった、ということになり、本質的な「敗戦処理」問題は同じまま残るのである。

私ががんセンターにいた頃、あるワクチン治療の開発があったが、研究室側の力の入れように対して、患者を診る臨床側が、殺到するであろうワクチン希望者のうち、対象から外れる患者、および、ワクチンが無効になった患者(最終的には全員がそうなる)の面倒を自分たちが見るのかということに腰が引け、結局ほとんど成果も上げられないまま自然消滅してしまった。つまり、どうやったって、最終的な負けは(先延ばしはできるかも知れないが）不可避であるので、敗戦処理を引き受ける者がいないと話は進まない。敗戦処理の必要性を無くすことなど、できないのである。

外科医から内科医へ、内科医から研修医へ、またセンター病院から市中病院もしくはホスピスへ、癌患者の敗戦処理はおしつけあいになる。ところで市中病院はセンター病院のバックアップを喜んでやっているかというと、そんなこともない。

私はがんセンター時代に、市中病院からなんの前触れもなく、80代で脳卒中の後遺症で寝たきりの老人が癌になったらしいのでよろしく、というような投げ込み紹介を幾つも経験した。そんなの治療どころか検査だって本人の苦痛になるだけでやっても仕方がない。しかし紹介元は「家族が希望するから」の一点張りである。家族に聞くと、ただ「がんセンターでなんとかしてもらえ、説明もしてもらえ」と言われて来たという。最近ではこういうのを「セカンドオピニオン」と称するそうである。面倒な敗戦処理から逃げるため誰かにおしつける、というだけのことにも、もっともらしいフレーズが使える便利な時代になった。

内科も外科も、センター病院も市中病院も、みな「負けたら」どうしよう、責任はどうとるのか、とビクビクしている。その場にいるのが嫌で嫌で仕方がない、とにかく誰かにパスする、という、いわばロシアンルーレット状態である。どうしてこうなったか。

一つには、患者が死ぬことは負けであり負ける医者はヤブである、もっと言えば基本的には人は死んではならない、死ぬような悪いことが起こるのは誰かの責任である、というような風潮があることは否定できない。先輩から聞いた話だが、在宅で診ていた開業医が患者の臨終の時にがんセンターの医者を呼びつけ、そこで死亡診断書を書かせたということがあったそうだ。なぜ自分で書かないのか、というと、「あそこの医者が患者を死なせた、なんて言われると評判が悪くなる。迷惑だ」ということらしい。これは医者も医者だが、最期を看取ってくれる先生を「患者を死なせた」などという住民の方がもっと悪い。そしてこの風潮の延長線上に、敗戦処理をする医者は格下であるという感覚が生じる。そうなると、医者は無駄にプライドの高い人種なので、誰もやりたくなくなる。

しかしまあ、癌の患者はあまり長くなく死んでくれるし、教条主義的なところが多いにしても最期の役割を引き受けようというホスピスや在宅医もあって、まだマシである。「癌で死んだ」ということなら、みんな納得してくれる。そうは簡単に死ねない病気、もしくは老化、というのがもっと厄介で、私が何人もの患者に「いよいよの時はうまく死なせてくれ」と頼まれているのも、実のところこちらの方なのである。

3 「寝たきり」人生の価値

「コールドゲーム」の宣告

35年以上も前のこと、私の兄は野球部のエースとして、甲子園出場を懸けた県大会で優勝候補の高校と対戦した。結局延長18回を一人で投げ切り、0対0のまま引き分け再試合となった。翌日の再試合では兄は疲れからか打ち込まれ、大量リードを許した。7回の我が校の攻撃が無得点に終わった瞬間、ベンチから選手が待っていたかのように飛び出し、整列した。ああ、コールドゲームか。兄貴の心情は窺い知れなかったが、見ていた私はほっとした。負け戦は早く終わってしまえばよい、とつい思っていたのだろう。

どうあがいても先が見えていて現代医学でも諦めがつく癌の末期と違って、なかなか死ねない慢性疾患のため「終わりの見えない負け戦」に苦しむ患者や家族は多い。だから癌の専門医は自分が死ぬ時は癌が良い、と本気で言う。また癌が治った私の患者は、そんなふうにならないように「コールドゲーム」にしてくれ、と私に頼むのである。

世の中にはオール・オア・ナッシングのことというのは少ない。そして往々にしてナッシングに近いがナッシングではない、という状況の方がずっと苦しい。これは医療に限らず、たとえば国家が下り坂で慢性的な閉塞状況になると、その膠着した状態に耐え切れず一か八かのバクチに出て「ジリ貧よりドカ貧」となってしまう傾向にある、と指摘されている。日米開戦はその代表例だろう。

救命救急は、医療の中でも劇的なものとして（換言すればオール・オア・ナッシング的なものとして）、ドラマでもドキュメントでもよく出て来る。現実はもちろん、テレビで見るほどカッコよくいかないことの方が多い。

私が救命センターで研修医として下働きしていた当時も、事故や労災であればスタッフはモチベーション高く働いていたが、自殺未遂となるとテンションが落ちるのが傍目にも分かった。これで何回目かの搬送というような常習患者も多い。本気で死ぬ気だったにせよそうでないにせよ、助かっても後遺症が残りそうな時、なんてのは特に指導医が頭を抱えていた。もともと死にたい、とずっと言ってる人間がその上に障害を抱えて、どうするんだ？

ある脳外科のドクターは、救命センター付きの精神科の先生に対して、「自殺なんて助けなくていいんじゃないか」とたびたび噛み付き、「先生、そんなことおっしゃらないように」と窘《たしな》められていた。ある時、その精神科の先生が、「だけど、そうかも知れませんね」とぼそっと呟かれたのは衝撃的であった。

そういう、いわゆる高次救急でなくて、一般病院の救急外来に運ばれて来る患者は、皮肉を込めて言うともっと多彩である。以前にも書いたことがあるが、最も多いものの一つが急性アルコール中毒、つまりヨッパライである。私は、正気に戻ったヨッパライに対して、救急隊員と処置に当った医者は一発ずつ殴っても良い、という条例を作るべきだと思っている。その他、ノイローゼやヒステリーも頻繁に医療者の手を煩わせるが、なんと言っても実際に入院が必要、というので断然多いのは高齢者の肺炎とか脱水とかである。何が辛いと言って、そういう患者は、回復しない。

もちろん、脱水は点滴で補液をすれば良くなるし、肺炎は抗生物質で改善することもある。しかし、そもそもどうしてそうなったかというと、老化により嚥下機能が衰えて飲食できなくなり、結果、水も飲めなくなって脱水になる、もしくは食事を誤嚥して（気管に入れて）肺炎になったりするのである。その機能自体は元に戻らない。よって改善したところで、また繰り返すことになる。

話がずれるようだが、私は医者になってこの方、何百枚もの死亡診断書を書いて来たが、老衰による死亡、というのは一枚もない。昔は「老衰」で亡くなっていた人たちが、やれ脱水だ、肺炎だ、循環不全だのという「病名」をつけられているのである。これだけ平均寿命が延びて、「天寿を全うする」人がいなくなったというのは実に皮肉である。

それで、肺炎なら肺炎で入院し、「治療によって良くなった」老人の家族は、回復を喜ぶかというとそうとは限らない。段々と、この爺さんなり婆さんなりは衰えて来る。手がかかるようになる。できれば自宅に連れて帰りたくない、病院においてくれないか、と頼まれることなど日常茶飯事である。

L病院は東京の中でもVIPもよく入る有名病院であるが、救急車の受け入れ数も最多だそうだ。そこの呼吸器内科の先生に話を聞いたが、もちろん一番多いのは、もともと寝たきりの状態の老人の肺炎だという。

そういうのって、一旦入院すると、なかなか退院できなくなって、ベッドが回らない（次の患者が入れなくなる）んじゃないですか、と私が尋ねたところ、いや、L病院は全病床が個室で、差額ベッド代を一切減免しない（負からない）ために、嫌々ながらでもみんなカネのために退院してくれるのだ、ということだった。「そうでなければ、ベッドが回るはずがない」という、身も蓋もない台詞《せりふ》が返って来た。

そういうことをしない（できない）一般の病院ではどうするかというと、ある程度病状が落ち着いていたら、いわゆる有料老人ホームなどへ、またやはり「医療」が必要と判断されたら他の病院へ転院、というのが治療の「目標」になる。有料ホームなどは費用も相当かかるところが多く、しばしば家族は出し渋る。この病院においてくれ、いやここは急性期の病院だから役目が終わったら出てもらう。それなら、どこか他の病院へ入院できないか、いやこの患者は認知症だったり寝たきりだったりして手は掛かるかも知れないが、「医療」の対象ではないので引き取ってくれる「病院」はそんなにない。ここならどうか、カネが高い、あそこならどうか、遠くて便利が悪い。自分で面倒見たくないから「入院させろ」という家族も多い。

家族そのものがない天涯孤独の老人というような場合も含めて、こういう交渉に当たるのは主にソーシャルワーカーという人たちであるが、その苦労は絶大である。以前、私が勤めていた病院のソーシャルワーカーさんは、なんのかのとごねる家族に対して、「カネを出すか手を出すか、どちらかはして下さい」と一喝していた。なだめたりすかしたり強く出たり引いてみたり、彼ら彼女らが粘り強く仕事を進める様子には、まことに頭が下がる。

それに比べれば医者の仕事は単純といえば単純であるが、ただ私は考えてしまう。やれることはやった。これ以上良くはならないこの患者の「治療の目標」が「転院させること」って、どうなのよ。言ってはいけない台詞であろうが、だったら何のためにこの人の治療をするのか。なんのためにこの人は生きているのか。もしくは我々によって「生かされている」のか。しかし家族だって、内心自分で世話をするのは嫌でも、あからさまに「患者に死んで欲しい」とは滅多に言わない。

「家族のため」の治療?

客観的にみたら「老衰」である患者の治療は、ほとんど家族の意向で決まる。医療者は滅多に、「爺さん、あんたあとどのくらい生きたいのか」なんて聞かない。家族が、もういい、と言ったらもういいのだし、これ以上はいいと言ったらそれ以上はいいのである。とことんやってくれと言われたら、正直困惑するが、正面切って治療を拒否することは難しい。現代では「老衰」はなく、あるのは脱水やら肺炎やらなのである。極論すれば、治療の真の目的は、家族の自己満足のためになる。私はそれが悪い、と一概に切って捨てることに躊躇《ため》いを覚えないではないが、しかし我々は「患者の治療」をやっていたのではなかったのか。

もともと寝たきりで生活保護の患者が、意識障害で担ぎ込まれた。命をつなぐ呼吸循環は安定したが、意識は戻らない。戻る見込みもない。後からやってきた家族は、できるだけの医療をしてくれという。嫌なことを言えば、生活保護だからすべての医療はタダであり、家族は負担がかからない立場から「できるだけのことをやれ」と指図しているのである。ここでまた余計なことを言えば、いつまで日本はこういう「医療」のコストを負担できるのだろうか。カネの切れ目からある日突然、「夜と霧」みたいなことになってしまうことを、私は本気で心配している。

ソーシャルワーカーが動いてくれて、転院のメドは立った。これでこちらは「目標を達成」したことに、なるのか。転院先が、こちらと同じレベルで治療するとは思えない。

我々はそのことを知っている。その証拠に転院先の病院は、もう一度状況が悪くなった時に、ここで我々がやってきた内容を含めて濃厚治療をやらないということについて家族から了解をとっておく、というのを転院受け入れの条件にしている。

だったら我々はこの、ある意味どうにもならない患者を、自分たちの「(急性期)病院の使命」のために見捨てていると言われても仕方がないのではないか。ならばここで医療の手を緩めて、縁あってここに運ばれたこの患者を彼岸へ送ってやるのと、どちらが「患者のため」か。もし家族がそうしてくれと言ったらそれでOKなのか。なんのための呼吸管理か。なんのための抗生物質か。なんのための輸液か。我々は、コールドゲームを宣告すべきではないのか。やるだけやって「急性期を切り抜けた後」に「転院」させるのは、患者と家族を置き去りにしているだけの、自分たちは「いち抜けた」という、言わば試合放棄ではないか。何年もつきあっている患者が、私の手で死なせてくれと頼むのも当然だろう。

しかしながら、それではどうなったら「コールドゲーム」を宣告していいのかというと、これがまた難しい。私は、寝たきりの状態を価値が低いように書いたが、もちろんそんなことがあるはずがない。正岡子規は死ぬ前の数年間寝たきりで、しかも非常な苦痛に苛《さいな》まれ続けた。それでも我が身を振り返って、この子規の晩年よりも価値ある人生を送っているかと聞かれると、忸怩《じくじ》たる思いがするのは私だけではなかろう。では、いわゆる痴呆もしくは植物状態になったらどうか。

私の友人の一人は、よくこういう話をする。親戚の一人が、事故で意識障害になり、植物状態になってもう十数年経過した。その奥さんは献身的に介護し、「呼びかけると微かに指を動かしてくれるような気がする」のだと言う。自分がその患者だったら、とてもそういう状態で生きていたいと思わないが、奥さんに「そんなのは無意味だ」とも、もちろん言えない。ではその人の価値とは、家族が、「(患者が) 生きていることが (家族の) 支え」と思っている限りにおいて存在するのか。それはそれで麗しいことかも知れないが、そうすると、家族が見放した時点でその患者の「人間の価値」は消滅することになるのだろうか。

この友人はまた、自分の父親が入院していた時に、隣で喉から管を入れられ、人工呼吸器につながれて暴れている爺さんを見たという。そして、あんなのは嫌だな、自分がそうなったら絶対に断るぞと思っていたが、しばらくしてその爺さんの姿が見えなくなり、ナースに聞いたら退院されたという。当然死んだものと思っていたら、そうではなく、回復して、歩いて帰ったのだと。すっかり分からなくなったこの友人は今、私に、「もう判断は先生に任せる。あんたと僕は人生の価値観が近いようだから、そっちが決めてくれていい」と下駄を預けている。

もう一人、何度も大病から復活した別の友人は、「70歳になったらもういい。70歳でちょうど死ぬようにプログラミングしてくれ」と無茶な注文をつけている。そんなことをするくらいなら、70まで生かして、そこで殺してしまう方が簡単だと話したところ、「それでもいい」と言う。あれ？　今気づいたが、私はもしかしてすごくヤバいことを請け負ったのか？

さらにもう一人は元議員さんで、もうちょっと良識的（？）な方であるが、やはりいよいよの時はうまく始末してくれと言う。しかし、年齢でどうこうというのではなく、たとえば90超えても中曽根大勲位のように活躍できていればよい。「ですけど、いますでしょ、ああ、もういいな、って人が。ああはならないように」。こちらの方がリーズナブルではあるが、注文としてはもっと難しいかも知れない。

敗戦処理の積極的意義

話が脱線し過ぎたか。本題は「敗戦処理」であった。まず、なすべきことは負けを認識することである。そうでないと何も始まらず、事態は悪化するだけになる。その上で、敗戦処理に何か積極的な意味はないものか。

敗戦処理の意義の一つとして「練習」がある。私は救命センターの時に、指導医から、「絶対助からない、という時でも、心肺蘇生術は最大限の気合いを入れてやれ、一旦手を抜く癖がついてしまったら、いざという時に、いくら本気でやろうと思っても粘れなくなってしまう」とやかましく言われた。これは本当である。

だがそうすると、今の私には「老衰の爺さん婆さんをいじめているとしか思えない」研修医たちは、あれこれ余計なことを考えて躊躇っている私などを、医者の力量においてすぐに抜きさってしまうのだろうか。

そして敗戦処理の理想型は、敗戦処理をしながら、そのプロセスを楽しめることであろう。憧れの甲子園に出た高校球児が、どんなにぼろ負けの状態であっても、少しでも長い時間、多くの観客の声援を受けて試合を続けていたいと望むような時が、それに該当するだろう。五木寛之さんの「下山の思想」もこれに通じると思われる。人でも組織でも、上り詰めたあとは下り坂になるが、その下山には下山の過程の努力も楽しみもあるという。ここまでいくと「敗戦」処理という言葉はもう、そぐわないかも知れない。しかし、例えば個人の場合、そういうプロセスが完了した時に肉体的な死も訪れるかというと、必ずしも一致するわけではないのが辛いところである。

ここでまた原発事故の処理を考える。「練習としての敗戦処理」は、いわば「明日勝つためのもの」であり目標設定はしやすいが、脱原発に進むのであれば福島の敗戦処理の動機付けにはならない。脱原発を唱える方々は、再生可能エネルギーだのなんだの、「明日勝つこと」を声高に叫ぶことは結構であるが、それが目下の敗戦処理の役には全く立たないことを自覚すべきである。せめて当面の電力供給がどうなるか、我々はどこまで景気の停滞や生活レベルの削減に耐えられるのか、そういう陰鬱《いんうつ》な計算に目を向けなければならない。

一方また、原発の後始末が、「過程を楽しめる」仕事であるはずはない。だったらなおさら、作業員の方々には敬意を払うべきで、東電をただ罵倒してもなんにもならない。罵声で人が動くのなら、菅直人は大宰相である。むろん、福島そのものを丸ごと汚染扱いして差別するようなことは論外である。せめて、処理にあたる人たちに、自分たちのやっていることが日本の未来につながると思ってもらうようにはできないか。この機会に、「ルーピー」こと鳩山元首相が勝手にぶち上げた二酸化炭素25％削減などというできもしない公約を、「福島の作業員の人々の努力と苦労に免じて」チャラにしてもらうくらいのことはすべきであろう。我々は「転んだ」のだから、福島の人たちとともに「タダでは起きない」ことをしようではないか。

2006年5月6日、オリックスに11対2と大量リードされて迎えた9回表に登板したロッテの小宮山悟投手は、最後の打者・日高剛選手に対して4球連続で超スローボールの魔球「シェイク」を投げて空振り三振に打ち取った。満場の大喝采を浴びながら悠然とベンチに引揚げ、帽子をとって応えるさまは敗戦処理投手のそれではなく、これぞ正真正銘、大エースの貫禄であった。今、日本が必要としているプロの姿がそこにあると、私は思う。

Ⅱ　情報が害毒を生産する

1　不安のもとになる情報

K子先生のメラノーマ

S・K子先生は関西の有名X大学で研究倫理や生命倫理を教えておられる。医者ではないが、かつて私が在籍していた国立がんセンターにも臨床試験コーディネーターとして勤務され、乳癌をはじめとするがん患者さんとのコミュニケーションを専門に研究された。X大学の医療統計学の教授であるご主人は私より二つ年上だが、K子先生ご自身は年齢不詳の妖艶な麗人である。私は以前に同僚であったご縁でいろいろと教えていただいている。そのK子先生が先日、私に参考図書を送って下さったが、添付の手紙に穏やかでないことが書いてあった。

「ところで、私ごとで恐縮ですが、私は2日ほど前、左足の裏をふと見たときに、かかとの付近に黒い不定形の色素斑ができているのに気がつき、おそらくメラノーマではないかと思います。今まで気がつかなかったのも迂闊《うかつ》ですが、見つけたときは、さすがに何てこった……と、頭が白くなりました。まずは明日、X大病院で診ていただくことにしておりますが、S先生（ご主人のこと）は、手術をするならがんセンターでと言っているので、そうしようかなと思っております。身体のあちこちの不調を感じては、『転移しているのかな』と思ったり、乳がんの患者さんも、みなさんそう言って心配していたなあと思い出し、実感しています。今まで患者さんやら学生、医療者にさんざんえらそうなことを言っていた手前、しっかりせねば示しがつかんなあと思っております」

結局のところこのメラノーマ（悪性黒色腫、いわゆる「ほくろの癌」）疑いの病巣はなんでもなかった、とメールが来たのは何よりであった。

「何かの色素がついたもので、（X大病院皮膚科で）先生がメスで削ってとってくださり、ずっこけると同時に、穴があったら入りたくなりました。先生には、『よくあることだし』とおっしゃっていただきましたが、恥ずかしいことこの上ありませんでした」

２０１２年に亡くなった、もと東大総長の森亘先生は、病理学の講義で「メラノーマの講義をすると、必ず一人か二人、このほくろは大丈夫かと見せに来る学生が出る」とおっしゃっていた。恥ずかしながら私も学生の時、気になって皮膚科で切除してもらったほくろがあるので、K子先生を笑うことはできない。

さて、自分が重大な病気であると思う、もしくはそうではないかと疑う、というのは、多くの方にご経験があると思う。K子先生の場合は、なまじ医学的知識があったがためにそれが確信に近いところまで行ってしまったわけである。それが誤りであったのはご同慶の至りであるが、K子先生はただ安心しておしまい、ではなくてここで客観的にその時の心境を分析しようとされた。これが、なかなか余人には真似のできないところである。そういう病気疑いの人、もしくはより重要なこととして実際に重病と診断されてしまった患者さんに対して、どうサポートすればよいのかをプロとして考えようというのである。

K子先生は「メラノーマに違いない」と思い悩んだ一日の気分をこう書かれている。

「うまく表現できませんが、いても立ってもいられないような、60℃くらいのフライパンで炒られているような焦燥感は、どうにも抑えようがなくて困りました。『心配したってしょうがなーい！』と心の中で叫ぶと、少しの間、押しやることができるのですが、夜、明かりを消して寝ようとすると再び襲ってきて、文字通り闇の中でうろうろしたりしました。アモバン（睡眠薬）でも探して飲めばよかったのですが」

この感覚は、どこかで読んだことがあると思ったら、アメリカ留学中に本物の転移性悪性黒色腫で最悪予後6ヶ月と診断された宗教学者、岸本英夫先生の『死を見つめる心』（講談社文庫）に同様の記載がある。岸本先生もその晩、まずは睡眠がとれるかどうか、を問題にされた。眠れなければ、身体は最悪でも6ヶ月の余裕があるにしても、精神の方が参ってしまうであろう、と。岸本先生は座禅などを試みて気持ちを落ち着け、その晩眠ることができ、朝を迎えて「これでやっていける」とまずは安堵されたと書かれている。こういう時に睡眠薬が適切かどうか、は私には分からないが、経験的には、気分が昂揚したままだと睡眠薬はさほどの効果はないように思う。

K子先生のメールを続ける。

「加えて、『存在はしているのだけど、自分だけ別の次元にいる感じ』とでも言えばよいのでしょうか、感覚が麻痺して、いつもは楽しめるものがまったく楽しめないどころか、疎《うと》ましく感じる、というのも不思議でした。京都は桜が満開で、自宅のまわりも桜の名所でため息がでるほどきれいなのですが、『花が咲こうが鳥が鳴こうが、そんなもの私には関係ない（だってもうすぐ死ぬんだし）』としか感じられず、S先生が好物のおかずを準備してくれても、味はすれど『おいしい』と感じられないのです。夢の中でものを食べていると、砂を噛んでいるみたいですが、ちょうどそんな感じでした。いつも好きで聴いている音楽も、聴く気にならないですし、本も読んでいられないのです」

ドストエフスキーは20代後半、社会主義思想のため官憲に逮捕されて死刑判決を受け、銃殺刑直前に皇帝からの特赦にて助かったという経験があり、その死刑囚の心境を長編小説『白痴』の中で記述している。読者諸賢は、そしてたぶん私も、今後とも死刑になる可能性はそんなにないと思うが、いずれ予後不良の疾患と診断される可能性は非常に高い。そうすると、K子先生が経験されたこの心理状況は、ドストエフスキーの「特殊」な体験よりもよほど一般性をもつ。私はK子先生に、是非どこかに書かれるべきだ、なんなら「新潮45」はどうですかとお勧めしたのだが却下され、その代わり私の原稿に使っても良いとお許しをいただいた。

情報は害毒なり

話を元に戻す。K子先生は、「ものの本には『落ち込むときには、気晴らしになることをしてみたらよい』とか書いてありますが、そもそも『気が晴れることをしよう』という気持になれないからできないのであり、泥のような抑うつの状態から抜け出すのはかなり難儀だと思います」と考察する。そしてご自分の臨床経験を振り返り、「私のかかわった40代後半の患者さんで、再発乳がんでかなりのうつ状態の人がいて対応に往生しましたが、こんなお気持だったんだなあ……と実感しました」と記されている。

本筋はここからである。K子先生も幸いにしてメラノーマではなかったので、今の私と同じく、そういう不安に苛まれている患者に対してどうしたら良いかを考える側にいる。ところが、今のサポートシステムは、その目で見ると、全くなっていないことを痛感されたという。

まずはインターネットで、それも怪しげなサイトでなく、がんセンターが出している「がん情報サービス」の悪性黒色腫の項目、という「王道」を当ってみたのだが、「まとまってはおりますが、客観的なエビデンスが書かれているだけで、しかもかなりの悪文で」と手厳しい。

「のっけから、『皮膚がん（皮膚悪性腫瘍）はいろいろな種類がありますが、悪性黒色腫はその中のひとつで、最も悪性度が高いと恐れられています』ですよ。誰がどういうふうに恐れているのでしょうか。そして間髪入れず、『悪性黒色腫は悪性度が非常に高いがんです』ときた。はいはい、もう十分わかってますって。さらに、『発生部位は足底（足のうら）が最も多く、……どこの皮膚にも発生しますが、ふだんあまり気にしない足底に最も多いことは注意すべき点です』。この『注意すべき点です』って、誰に向かって言ってるの？　追い打ちをかけるように、『皮膚は身体の表面にありますので、注意すれば自分もしくは家族により悪性黒色腫を早期に発見することが可能です』ですと。じゃあ注意していなかった私は、ただのばかってことよね」

この辺のツッコミは、嫌疑が晴れて安心してからのものであるから、こちらも笑って読める。確かに足の裏を注意して見ろなんて、福永法源じゃあるまいし（ちょっと古いか）、まともな人間がすることじゃあないだろう。しかし息をのむ思いで読んでいる患者さんに対し、「お前が不注意だったから進んだ段階で見つかったんだ」と言っているような、少なくとも、そう言っているととられかねないような書きぶりは、やはり無神経だと文句をつけられても仕方がない。

「このあと、ステージと5年生存率（ステージⅢで50％、ステージⅣで10％）というお話が続き、『外科手術以外、ぱっとした治療はありません』という雰囲気の治療の話があって終わりです。……このような情報で、闘病意欲が出る人がいたら、会ってみたいですね。私は『あなたの行く先は真っ黒な森で、その先にあるのは三途の川です。一人で歩いて行きなさいね。ではグッドラック』と言われたように感じました。真っ黒な森を見せられて足がすくむばかりで、『情報は力なり（ベーコン）』どころか、『情報は害毒なり』です」

こう断って捨てられると、天下のがんセンターの「がん情報サービス」も形無しである。

K子先生のメールはまだ続き、これから、ではどのように伝えていけばいいのか、という考察になっていくのであるが、そこは新潮社の編集者がそのうち先生を口説いて寄稿してもらうのに期待するとして、この辺で話を引き取ることにする。考えてみれば、いや考えるまでもなく、私は患者に情報を「伝える」もしくは「発信する（この言葉は好きではないが）」立場であるので、K子先生のお叱りを甘受せねばならない側にある。

最大の問題は、情報を提供する側が「正確を期している」ことにあると思われる。何だって？　情報は正確でなければ話にならないではないか。K子先生によると、NCI（米国国立がん研究所）の出しているHPには5年生存率などは出ていないということであるが、NCIが出してないから不要、という風にはなかなか納得し難いであろう。情報を出していないということはつまり出し惜しみ、または情報の「操作」にあたり、福島の原発事故の時に政府がSPEEDIの情報を出さなかったのとどう違うか。「患者に無用の心配をかけないように配慮して」正しい数字を記載しないのは、「パニックを恐れて」情報を開示せずに結果的に住民を被曝させたのと同じことになりはしないか。

同じようではあるが、同じではない。放射能の情報を開示するかどうかは、結果として住民の被曝を防ぐのが目的である。仮にあの時、何らかの理由で住民の移動が全く不可能で、かつ例えば建物がすべて倒壊して屋内に避難することもできないような状態だったら、私がその情報を握っていたとしてもあえて開示はしなかっただろう。「知っていてもどうしようもない」ことであるのだから。

さて一般向けの病気の情報は、読んだ人に対して「こういう難病だから、これからあなたも研究して将来克服できるように頑張って下さい」と伝えることが眼目ではない。

それは医療者向けに伝えれば良い。多くは、実際に病気になってしまった人や、そうではないかと心配する人、ならびにその身内などを読者に想定しているのだろうから、目的は「病気にめげないで、いかにして生活していくか」の助けとすること、のはずである。そこで、「足の裏をちゃんと見ておけば良かったのに」なんて言われても、それこそ「知っていてもどうしようもない」。

読む側は、まずは希望もしくは安心感を求めている。それは、患者に媚びて、不正確に楽観的なことを、もしくは気休めを書け、というのではない。K子先生のような専門家がそのようなことを要求するはずもない。しかし、非常に厳しい状況であっても、何か「前に進むためのとっかかり」があってしかるべきではないか。それなくして、「正確に」絶望的な状況を伝えられ、地獄の底に落とされてから自力で這い上がって治療と生活を考えて行くなんて芸当を、患者すなわち素人に期待するのか。多くの患者がここで、気休めもしくは楽観的な「情報」を提供する民間療法その他に走って、結果的にそういうビジネスの喰いものにされても、なんら不思議ではない。それは、「がん情報サービス」の意図するものと、正反対ではないのか。

「心配は私がする」

我々が患者を診る。しばしば5年生存率10％というメラノーマのステージⅣよりも、はるかに厳しい状況に陥る。そういう時、「客観的に正確な」情報からは、何一つ希望も安心感も出て来ない。

嘘をつかずに患者に前を向いてもらうために、私にただ一つ言えるのは「私がここにいる」ことである。私はよく患者に、

「あなたが心配してもなんにもならない。心配は私がする。悩むのは私が悩む。だから安心しろ」

と言い放つ。この滅茶苦茶な論理に納得できる人は幸せである。だから、私が患者に信用してもらわねばならないのは、私のためではなく、患者のためなのである。

もちろんＨＰの情報にそんなことが盛り込めるはずがない。その一方でＨＰは使命としてただひたすら「客観的な」ことを書かないといけない。「正確を期そう」とすればするだけ、ネガティブな情報もすべて、テンコ盛りに入れることになるが、わきでフォローする人はそこにはいない。これが果たして、患者のためになるのか？

私は、実はＨＰを書く側も、そこに疑問もしくは引け目を感じているのではないかと

疑っている。「足の裏に注意が必要です」なんてのも、なんとか患者のためになる記載ができないかという苦し紛れの表現で、それがさらに墓穴を掘っているように思える。

行き着くところは、情報開示は正しいのか、ということになる。お察しの通り、私は少なくとも無条件で正しいとは思っていない。そのためこの御時世で、仲間内でも私は危険思想の持ち主扱いにされることもある。

ところで、「心配は私がする」と言っても、もちろん患者や家族は心配である。この治療が効かなかったらどうなるのか、最悪はどういうことが想定されるのか。時々、私は開き直ってこう答える。

「もちろん、この治療が全く効かなくて、次も全然ダメで、副作用ばかり強く出たら、それは厳しいと思います。だけどそれって、野球の試合でこっちの先発投手がボカスカ打ち込まれて、相手にはパーフェクトに抑え込まれたらどうなるかってことですよね？そりゃあ負けます。ただ、普通はそんな風には考えない。こっちの先発はまあ、ノーヒットとまでいかなくても、5回を2点くらいに抑えてくれたら、その次はこいつとか、そのまた次はこれとか、そしてその間に相手をこう攻略する、とかね。もちろん思い通りに行かないこともあるでしょうが、それはその時に考えます」

最近私は要らざることを、もう一つ付け加える。

「高知の人は34メートルの津波が来たらどうなるか、ってな話がありますよね。仮にそれに対しては歯が立たなくても、20メートルの津波に対策を立てても無駄だ、ということにはならんでしょう」

どうもこの話はリスク・コミュニケーションとして一般化できるようで、もうちょっと考えてみることにする。

2　「最悪を想定する」という無責任

リスクの許容水準

リスクとは何ぞやという定義を探してみると、「生命の安全や健康、資産や環境に、危険や傷害など望ましくない事象を発生させる確率、ないし期待損失」というのが見つかった。ここで「確率」のみでなく「期待損失」ということがあるのは、被害の大きさも考慮しようというわけであって、極めて低い確率と計算されても大津波や原発事故のような惨禍をもたらすものはやはりそれなりに評価をしないといけない。なお本項では以後しばらく、東京大学大学院生物統計学教授の大橋靖雄先生の講義（http://www.cancerchannel.jp/health-education でインターネット聴講ができる）からの受売りが続くことをお断りしておくが、内容は誤解や曲解も含めて私の解釈に基づくのでむろん文責はすべて私にある。

世の中に絶対ということはないので、リスクがゼロということはありえない。どのくらいの確率なら許容範囲、つまり「許してもらう」のかについては、もちろん上記のように被害の大きさも勘定に入れなければいけないが、さしあたって「人死に」のリスクについては100万分の1というのが「無視できる」水準ということになっている。100万分の1でも大問題だと目くじら立てられる前に、それは一体いかなるものかご覧いただこう。(Pochin EE : The acceptance of risk. Brit Med Bull. 1975 : 31;184-90)

・650キロメートルの飛行機旅行

・100キロメートルの自動車旅行
・紙巻タバコ3／4本の喫煙
・岩登りを1・5分続ける
・60歳の人間が20分過ごす（つまり60歳の人は、20分ごとに「100万分の1」の確率で死んでいくということ）
・経口避妊薬を2・5週間飲む
・ワインを半分飲む
・10ミリレム（今の単位だと0・1ミリシーベルト）の放射線被曝

どうもこの基準は、最後の「放射線被曝」から来ているようで、要するにレントゲン検査などによる「医療被曝」のリスクはこのくらいで、それって日常生活ではこういうことに相当していて、ここまでダメと言われたら何もできないからまあ許して頂戴よという「基準」らしい。しかしご存知のように、低線量の被曝のリスクについては実はよく分かっていない。他の「基準」もそうだが、これらはより高いリスク領域（高い被曝線量など）で得られた確率データから外挿して得られた、いわば机上の計算である。

何はともあれ「100万分の1」がこの程度のものなら、このくらいは大丈夫、というよりここまで気にしていたらやってられない。ということでその「許容水準」が設定される。そして専門家はそれを一般に伝え、「正しい」認識と行動に導かねばならないのだが、これが極めて難しい。

情報の受け手の側から言うと、リスクを正しく「認知」して「行動」するためには、他のリスクも踏まえて天秤にかけねばならない。飛行機は怖い。では自動車を運転して行けばよいのか。「客観的な情報」からすると後者の方がよほど高リスクであることになるが、これしきのことでも、なかなかそうはすんなりいかない。一つにはプロスペクト理論というのがあって、人間は頻度が低いこと（たとえば飛行機事故）を過大に、頻度が高いこと（交通事故）を過小に評価するからだそうだ。

加えて、「どう転んでも自分には利益はない」もしくは「そもそも自分の判断でやったことではない」ことについて、人はリスクゼロを望む。これは当然の心理的反応ではあろうが、「絶対に大丈夫か」と聞かれて頷けるのは、たぶん馬鹿か嘘つきしかいないので、そういう質問はヤボである。

リスク認知システムには二つあって、無意識的で直観に基づく、あえて言えば「感情的」なものと、意識的に分析して計算する「論理的」なものとがある。だから正確な情報を与えられても、正しい認識ができるわけではない。

第一、「情報が正確」ということを、誰がどうやって保証するのか。「これこれこういうふうになるリスクは100万分の1」と計算されたとしても、その計算の前提が、もしくは計算そのものが間違っている可能性は、多くの場合100万分の1よりも高い。そうした二重の論理構成で、直観や感覚からの疑問が解消されるわけはないのである。確率計算の前提を「信じない」と切ってしまえば、「感情的」な認知システムは「論理的」な裏付けができてしまう。ごく簡単に言ってしまえば、これが社民党に代表される「何でも反対」の基本理論である。

エイズの出初めの頃、アメリカでテレビのニュースを見た。小学校で、児童の保護者が、エイズの子供の受入れを拒否しろと学校に掛け合う。普通の生活で感染は起こらない、と言われても納得はしない。子供たちはじゃれあって皮膚をすりむいたりすることもあるだろう。出血することもあるかも知れない。「絶対大丈夫、と言えるのか？」親としては当然の疑問だろう。

そういうのは人情としては分かる。だがそれでもやはり、「感情的」な認知システムで行動するのは間違いだと私は考える。何故なら世の中には天秤にかけるべき「他のリスク」がうじゃうじゃ存在するからである。それは必ずしも計量可能なものではない。エイズの子供の人格を否定するのか。学校は教育の本義を放棄するのか。そのコストは、社会全体から回りまわって結果的に自分自身の利益も損ねることになる。

東北の瓦礫広域処理の問題で、受入れる自治体の側の住民が、いくら放射線量が低いと言われても心配だ信用できない、受入れ反対、と主張するのは、私は恥ずべきことだと思う。この場合の「他のリスク」とは、では東北はもう穢れたものとして切り離すのか、差別の対象とするのかということである。これは日本の根幹に関わる。

不安だ心配だという個人の感情は、日本及び日本人の基盤を揺るがすような「他のリスク」を認識しなくてもよいという免罪符にはならない。あえて指摘すれば、己の「不安」だけを言い募るのは、発想がジコチューである。被災者への配慮がみられない。洞察力や理解力が欠けている。そして、そのような自分たちのことまで「国の責任だ東電が悪いのだ」と主張するのは見苦しい。

状況が悪いのは「私のせいではない」

ちょっと話がそれた。本題は、かくのごとく難しいコミュニケーションをいかにして行うか、という、情報の出し手側のことである。私には、世の中の多くの専門家はその困難さに音を上げて、とにかく「自分の責任ではない」ことをアピールするのが精一杯であるように思える。その一端が、先に挙げたがん情報サービスの「冷たさ」ではなかろうか。自らメラノーマではないかと疑ったK子先生はこれを読んで、「提供者側が勝手に垂れ流すだけで、患者は打ちのめされるのみ」と酷評したが、情報サービスからすると、「正しい情報を伝えるのが自分たちの仕事」と思えば、立派に使命を果たしたことになる。病状が絶望的であるのは「自分の責任ではない」のである。

膵臓癌を専門にしている私の元同僚は、きわめて難治性でかつ予後も非常に悪いこの病気の患者さんにいかにして病状を伝えるか、について常に頭を悩ましてきたが、近頃は風向きが変わって来たという。そういうことをこちらが考える前に、紹介して来た開業医さんが「あと3ヶ月です」と平然と本人に告げてよこすことが多くなったのだそうだ。

以前は「きちんと病名を告げてくれなかったために治療の機会を逸した、生活の予定を立てることができなかった」といったクレームが多かったように思うが、そうした文句が出ないように「先手を打って」いるのだろう。そんなことをいきなり言うのかという苦情については、「事実だから仕方がない」「自分の責任ではない」という言訳が立派に成り立つ。これは、いかに患者のことを思ってではあっても「事実を伝え損ねた」という「ミス」と違って、なんら疚《やま》しいことはないのである。

なに？ 伝え方があんまりだと？ そういう「態度が悪い」というような、主観的なことを言われても困りますよねえ。

ことは医療に限らない。これも前述の「とにかく最悪の想定をして、最大の津波の高さを計算する」というのも同様の発想だろう。あの「34メートルの大津波の予測」というのは、各地震の最大値を繋ぎ合わせたものであって、実際にそこまでの規模のものが起こる確率は非常に低い。これについて、東大のロバート・ゲラー教授は、「最悪のケースということに、あまりにも重みを置きすぎ、現実的なリスクには一切触れていない」と批判したそうだ（「週刊ポスト」）。ゲラー教授は、検討会のメンバーを「（3・11を予測できなかった）責任を取らないまま、新たに無責任な発言を続けている」と断罪している（同前）。

要するに、とにかく今回は「想定外」ということを出さないようにと羹《あつもの》に懲りて膾《なます》を吹いているだけである。ここまで悪く予想しておけばまあ外れはしないだろう、外れさえしなければ「自分に責任はない」という発想は、ただ闇雲に「大丈夫」と言い続けるのと同様、もしくはそれ以上の無責任に違いない。

ここで今更ではあるが、専門家の「責任」とはなんだろうか。私が患者の治療方針を誤って、「責任を取れ」と言われたとする。さしあたっての「責任」とは、その患者のフォローをきちんとする、ということになろうが、元の状態まで戻す、ということは滅多にできない。もしくはミスで患者を死に至らしめてしまったとすれば、もう「責任の取りようはない」ことになる。ここで私が病院をクビになるとか、もしくは刑事罰を受けることになったとしても、患者や家族は、せいぜい気が済むか済まないかということしかない。

ではそういう時は、医療費をタダにするとか、慰謝料を払うということでそれに代えられるのか？　もしカネがすべての代用になるのなら話は簡単であるが、それで職業倫理が保てるのか。マイケル・サンデル教授の本の中には、1970年代にフォード社が、開発した車のガソリンタンクが爆発しやすいことが分かっていながら、一台いくらのコストをかけて全車を修理するよりも事故が起こってから死傷者の補償をした方が安くつくと試算した、という例が載っている。

地震の専門家は、予測が外れたことについて「責任」をどう取るのだろうか。金銭面での補償なんてできるわけもなし、牢屋に行ってもらっても仕方がない。それで大学をクビになったからといって、どうなるものでもなかろう。結局のところ、何が間違っていたのか、今後どうするのかということを真摯に反省し、さらに学術的な研究を深めるという以外にないだろうと思う。私が医療ミスをしたとしても結局、同じことになるのではないか。そのようなことは、医療事故や起こってしまった地震の被害者からすると、普通の意味で「責任を取った」ことになるとは思えまい。だがしかし、ではどうすればいいのか。

責任の取り方

だいぶ前のことだが、イランの旅客機を戦闘機と間違えて撃墜してしまった米軍の司令官が、「私は（自軍の兵士を救うための）あの時点での判断を、やむを得なかったと思うし、同じ状況になればまた同じ行動をするだろうと思う。しかし、罪もない人々を死なせてしまったという事実を、私はこれから一生背負い続ける」というような談話を出していたことがあった。私はこれを「プロの責任の取り方」だと思うが、被害者側からすると単に司令官の内面の問題、極論すれば自己満足で、何ら「責任を取った」ことにはならないだろう。しかし補償がどうの、刑事罰がどうのということでの「一般的な」対応からプロフェッショナリズムが磨かれることなど考えられない。

あえて言えば、リスクを説明する専門家に対して、「予測が外れた時にはどう責任を取るのか」と問い詰めることは無意味である。「そういう時には責任を取れ」と要求することはもっと不毛である。「責任」なんて、取れっこない。それを強要すれば、行き着くところは予測が外れないようにすなわち「想定外」がないように、とにかく「最悪」のことを出しておこう、という、甚《はなは》だ「無責任」なことになってしまうだけである。

福島原発の事故の後、いわゆる「原子力村」の学者たちの信用はガタ落ちになり、少しでも「論理的」にリスク評価をしようという人たちまですべて「御用学者」扱いにされて「聞く耳持たない」という風潮が強まった。

では、「とにかく最悪のこと」を喧伝する方は良心的なのか。私は、二極に分裂したこの構図は、医者が信用を失った挙句「最悪のこと」を含めて「正確に」情報を患者に伝えるようになったことと重なって見える。どこにも責任と矜持をもつプロが見当たらない。相互不信のみが支配し、誰の利益にもならない。元はと言えば堕落した、もしくは失敗した専門家が悪いのではないか。そうかも知れない。しかし、そうした「そもそもは誰が悪いから云々」という議論から何が出て来るのだろうか。

それでは、相手が社民党的だともう話にならないとしても、最低限、「聞く耳を持ってくれる」情報の受け手に対して、つまりは私の場合は患者およびその家族に向かって、どうリスクを説明すればよいのか。たぶん最も大切なことは、やはり「自分がここにいる」、そして逃げないということではないだろうか。

アメリカの教育用ビデオに、"breaking bad news" つまり良くないニュースを伝える、というシリーズがあって、その一項目に、こちらが重大なミスをした時の対処、というのがある。重視されているのは、「何かあったら自分に連絡をくれ。私が対応する」と強調することであって、要するに「逃げない」ことである。

原発事故の後で、枝野官房長官は、その言辞にはいろいろと詭弁もあったのだろうが、とにかく毎日毎夜カメラの前へ出てきて質問に自分で答えた。この態度をもって、多数の国民の信頼をつなぎとめることができたのは事実である。ずっと官邸に引き籠り、たまに出てきても、一方的に喋って質疑にも応じず退散してしまう菅首相は悪しき見本である。

最近の大病院は、「業務の合理化」のため、外来の担当医と病棟での受持ちが異なり、かつ病棟担当はどうかすると月ごとに交代することもある。これが患者の不安や不信につながることは容易に想像できる。合理化も結構だが、病院側はそうした数字には出にくい「他のリスク」を勘案すべきではないだろうか。

まずは逃げないと腹を括《くく》り、以降は、いろいろな秘策を用いて患者と仲良くなるように努める。私は、患者が若ければダメだが、爺さん婆さんであれば抱きつくことが有効だと思っている（ただ、これを言うと研修医は妙な顔をする）。そうして、患者に、「このつの言うことは信用しても良さそうだ」と思ってもらう。「感情的」なリスク認知システムに撥ねられるのを緩和するのである。論理の出番はそれからだ。

甚だ唐突だが、私は、すべてのコミュニケーションは畢竟《ひっきょう》、エロースに行きつくのではないかと思っている。かつて「グレート・コミュニケーター」と呼ばれて絶大な支持率を誇ったのは、当時すでに70代のロナルド・レーガン大統領であった。その魅力を、ある新聞が「一種のセックスアピールである」と分析していたが、これはいいところを突いていると私は思う。

Ⅲ　「惰性」の研究

1　惰性の功罪

何もしないのは怠慢か

ニュートン力学における運動の第一法則（Newton's first law）によると、すべての物体は、外部からの力が加えられない限り、静止しているものは静止状態のままであり、運動しているものはそのままの速度で直線的に進む（等速直線運動）ことを続ける。この法則は、慣性の法則とも呼ばれる。

その「慣性」という日本語を和英辞書で引くと、inertiaという英訳が出ている。それを英和辞書で引き直すと、物理学用語の「慣性」の他、一般用語としては「惰性」というのがあり、その他「不活発」だの「遅鈍」だのという、良くないイメージの言葉が出て来る。「慣性」が純粋に物理学の世界に在るのに対し、「惰性」は世間でお馴染みである。これは物理学では「慣性」と同義だが、一般用語としては良い意味で使われないことが多い。「外部から力が加わらない限りそのまま」だと？　それでいいのか、なんとかしろよ、とつい言いたくなるではないか。

医療の世界でもClinical inertia（「臨床惰性」とでも訳すか）という言葉があり、これは「そうすべきである時に、医療者側が治療を開始または強化することをしないこと」と定義されていて、早い話が「サボっている」という指摘である。例としてよく挙げられるのは、コレステロールが高いとか、血糖が高くて糖尿病だとか、高血圧があるとかいうのに薬を処方しない、というのである。物理学と違って、生身の人間は静止も等速直線運動も長続きしない。そのうち壁にぶち当たるとか崖から落っこちるとかいうことになる。たとえば糖尿病なら目が見えなくなり、高血圧なら脳卒中を起こしてしまう。事態がそういうところに至ればさすがに「惰性」の医者も動くことになるが、そういう「外部からの力」が加わるまで「何もしない」ことが非難の対象になるのである。検査をして、もしくは診察をして、「異常」が発見される。それに対して打つ手がないのならまだしも、有効な薬などちゃんとした治療法があり、それを行うことは患者の利益だといろんなところに書いてある。ならば何故にそういう行動をとらないのか、というと、眼前の患者は無症状だからである。ふざけるな、だったら死にそうな症状が出るまで手を拱いて見ているのかよ、というお怒りは尤《もっと》もである。しからば、どうしてこういう医者側の「怠慢」が起こるのかという理由については、いろいろと考察がなされている(Phillips Ls, et al. Ann Intern Med 2001;135 ; 825)。

一つには現状の治療内容に対する過信、二つ目は「一般的なデータと、この患者は違う」というような言訳もしくは正当化、三つ目は治療ゴールの設定に関する経験の不足、というようなものである。

このうち最後の点については、例えば、私が診ている肺の患者で血液検査のコレステロールが高かったとする。そちらの専門家に「薬飲んでてこれくらいなんですけど、こんなので良いですかね？」とお伺いを立てると、「良いわけないじゃないか。すぐにこうこうしろ」とよく叱られる。まあ逆に、その先生が診ている糖尿病の患者にレントゲンで影が見つかった、「これって3ヶ月後くらいに再検査するので良いか？」と聞かれて見たところ、「間違いなく肺癌です。すぐ治療しないと」てなこともあるからお互い様ではあるが。

こういうのはデータを見てちゃんと行動を起こしているので、その行動が他の医師への「丸投げ」であったとしても定義上「臨床惰性」にはならない。けれども仮に、相談しようとした同僚が学会で不在だったりしたら「ま、いいか」で済ませてそのまま先送り、になりかねないのでやはり潜在的な「臨床惰性」の要素と考えてよかろう。

「惰性」で結果オーライ

しかしながら、こういう、医者が「惰性で」動かないというのも、時と場合によっては結果オーライになることもあるから世の中はややこしい。最近の研究によると、キチキチに血糖値をコントロールしようとすると、それより緩やかな（つまり「いい加減な」）コントロールで済ませるよりも脳や心臓、もしくは腎臓といった重要臓器への合併症がそれほど減らず、全体の死亡率は却《かえ》って増加すると報告されている（Gerstein HC, et al. New Engl J Med 2008 ; 358 ; 2545）。同様のことは、高血圧の管理に関する研究でも報告されていて、厳密に血圧をコントロールしようとすることは逆効果になりうるらしい。コレステロールにしても、もともと心臓病等をもっていない患者に降下剤を投与すると、コレステロールは上手い具合に下がるが、だからといって死亡率は、少なくとも数年単位の経過観察ではほとんど変わらない。

だから、「異常値だ、そらなんとかしろ」と「惰性」に囚われずに速やかに「治療」することは、案外良くない結果をもたらすのかも知れない。ことは糖尿や高血圧というようなありふれた内科的病気にとどまらず、癌でもそういうことがある。

前立腺癌は、PSAという血液中の腫瘍マーカーによって比較的簡単に検診ができる。この検診を行うと、検診しなかった集団に比べて何倍もの前立腺癌が見つかる。これは「血液中の腫瘍マーカーの異常」ではなくて、本物の癌細胞が前立腺から見つかるのである。しかし、そうして見つかった前立腺「癌」の多くは、放っておいてもそんなに進行せず、命取りにならないことが多い。最近の研究では、転移のない前立腺癌の患者を、手術するのと、そのまま何もせずに経過観察してしまうものの二つのグループに分けて10年追跡したところ、前立腺癌が元で亡くなった患者は手術したグループで5・8%、放っておかれたグループで8・4%とわずか2・6%の違いしかなく、統計学上の差

(有意差)にはならなかった。もちろん全体の(死因を問わない)死亡率も同程度だった(Wilt TJ, et al. New Engl J Med 2012;367;203)。

だから、もちろん全部がそうではないが、「放っておいてよい癌もある」という話は、まんざら間違ってもいない。こういう癌を必死になって検診で見つけて治療することに意義は乏しい。惰性で見逃してしまう方が良かったことになる。

一般的に、医療では「これが良い」というデータが出て来ると、ガイドラインなるものが作成され、教科書にも載り、金科玉条の「標準治療」になる。ここで「ほんまかいな」という疑り深い、いわば保守的な医者や、真実ただものぐさなだけの医者が、「惰性によって」じっとしていると、結果的にそれが動き過ぎによる弊害を防ぎ、患者のためになってしまうことがある。そうこうしているうちに、やっぱりそのガイドラインや教科書の「治療」は本物だ、と確認されれば、「惰性」の医者たちも重い腰を上げて世の中に従う。もしかしたら全体として見れば、こちらの方が世の中にとって有益ではないのか、だから惰性とはむしろ安全装置みたいなものとして働いているのかも知れない、という皮肉な見方も出されている(Giugliano D, et al. JAMA 2011;305:1591)。

裏を返せば近年は、「動き過ぎ」の方が目につくということである。チェックすべき

「異常」やここでアクションを起こすべきだという「ポイント」がどんどん厳密になってしまっている。1997年には空腹時血糖値130というのは糖尿のうちに入らなかったが、今は立派に「病気」である。婆さんの骨が弱くなって腰が曲がった？「年寄りだから仕方がない」のではなく「骨粗鬆症《こつそしょうしょう》による圧迫骨折」という重病である。検診で肝機能が引っかかった？ それは肝臓病だ。気分が落ち込む？ 鬱病だ。「このポイントを超えたら動くべし」というところを閾値《いきち》というが、その閾値はどんどん下がって、すなわち軽微な「異常」も「惰性でじっとしているのではなく」何かしないとまずい、ように判断されてしまい、行動を誘発する。

病人を作る医者

日本人間ドック学会が2012年8月に発表したところによると、前年人間ドックで「異常ゼロ」と判定された受診者は過去最低で、7・8%だったそうである。78%ではない。「正常」もしくは「健康」と判定された人は13人中1人だけ、ということである。冗談みたいな数字で、これを一々精密検査だの「治療」だのしていたら、日本は病人だらけになってしまう。当然のことながら医療費はどんどん嵩む。誰が喜ぶのかというと、まずは薬屋や検査会社だろうな。

それで医者はこんなのにつきあうのかというと、何だかむしろ率先して病人を作っているような趣きもある。アメリカではその理由として、弁護士がうじゃうじゃいて、万一大きな合併症につながった時に、「異常が指摘されていたにもかかわらず、適切な処置を怠った」とかなんとか、つまり「惰性で動かなかった」とすぐに訴訟を起こすからだ、というのが挙げられている。それもそうだろうが、何より、検査のオーダーとか、薬の処方がやたら簡単にできるようになったというのが大きい。あとでどうこう言われるより、電子カルテの画面をクリックしてしまう方が手間は少ない。

特に若いドクターは、とにかく見逃すまいと、鵜の目鷹の目で「異常」を探す。「惰性」の反対の態度だが、これはもしかすると、医者は「惰性」に陥りやすいものだと考えた昔の先生方が、そういうことにならないように、と「教育」した結果かも知れない。とかくに針は同じだけ逆に振れるものである。

私の恩師、故・尾形悦郎先生が東大内科教授時代、研修医に症例提示をさせた時に、よくこういうことがあった。研修医が「甲と乙の疾患を疑い、A、B、C、Dの検査をいたしましたが、いずれも異常は認めませんでした」と述べると、尾形先生はジロッと研修医を見やって、「どうしてその検査を全部やったの？」

「いえ、ですから、甲と乙の疾患を……」

「症状と経過から甲は否定できるよね。だからAの検査はやらなくても良い。また、BとCの検査をやれば、その結果から、Dの検査なんてなくても乙かどうか分かるよね。どうしてそんな重複することをやったの？」

研修医はもう、いたたまれない。指導医の医局員から「教授回診でのプレゼンに間にあうようにAからDまでの検査をやっておけよ」と指示されただけなのだが、まさかに「あの先生から言われた通りやっただけです」と白状するわけにもいかない。今まで、「どうしてその検査をやっておかなかったのだ」と責められたことは何度もあったが、「どうしてやったんだ」なんて聞かれたこともない。

後ろにいる医局員も冷汗しきりである。「やってなかった」手落ちを教授回診で医局員一同の前で指摘されるのはまずい、と思って研修医に「やっておけ」と言ったのだが、裏目に出た。この医局員は以前にも同様の経験があり、「しまった」と気がついたがもう遅い。尾形先生は研修医の方を見てはいるが、検査をやらせたのが指導医の自分であるなんてことは、当然ご存知である。

先生は、しばらくへどもどする研修医を睨むがごとく見つめていたが、急にニタッと笑って、「（甲と乙の疾患が本当にないのか）心配だったんだね」と声をかけた。「はい」と消え入りそうな声で研修医が答える。尾形先生は優しく頷いた後、ほっとした顔の医局員に視線を向け、「よく指導しておくように」とドスの利いた声で釘を刺した。大抵みな、ここで震え上がった。

私もいろんなドクターの診療を見て来たが、理詰めで「こんなのは不要だ、無駄だ」と「やり過ぎ」を問題視する先生は稀有であった。診療コンピューターが導入され、検査オーダーが簡単になった現在は、もっとこの、「あれもこれもやっておく」風潮は強くなっている。

その反省から、2012年4月に、米国の主要9学会が〝Choosing wisely〟（賢明な選択のために）と銘打って、おのおのの分野で「不要な検査・治療のワースト5」を発表した。9学会以外にも多くが準備中である。中には、「普通の腰痛ですぐにレントゲンを撮るな」とか、「早期の乳癌ではCTを撮るには及ばない」なんてのがある。これらはそれぞれ裏付けとなるデータがあって、「無駄である」と結論づけられているのである。

ところが、科学的にそうである、というのと、患者がそれで納得してくれるかどうか、はまた別である。マスコミには「医者は惰性で動かない、なにもやってくれない」という記事が花盛りであり、患者は、医者はそういうものだと思い込んでいる。よって、なんでもかんでも「検査をしてくれる、薬を処方してくれる」医者が良い医者、動かないのは「惰性」の悪い医者、というレッテルを貼られる。

医者の方からすると、「科学的に」こうこうだからそんなことは不要である、と突っぱねて患者の不興を買うのは嬉しくない。そういう場合は十分に説明をして納得してもらえ、とかいうのは無責任な外野からのコメントであり、忙しい診療の最中に論理を尽くしてそんな説得はなかなかやってられない。それをやろうとすると、外来で待たされる次の患者からまた文句が出る。検査オーダーの画面をクリックする方が簡単で、みんなハッピーである。なかなか〝Choosing wisely〟の目論見通りには行きそうにない。

「じっとしていられない」人間

本来の「惰性」と違って、考え抜いて、十分に検討した上で、あえて動かない、というのは非常に難しい。人間の本質はどうもこの点では、物理学の慣性の法則と違って、

惰性によるのか、あえてそうしているのか、は見かけ上区別がつかないが、いずれにせよ「静止状態」はかなりストレスが溜るようである。

ギリシャの歴史家ポリュビオスによると、古代カルタゴはローマに挑発され続けて、なんとか耐えようと頑張り抜くが、最後に堪え切れなくて暴発した。「物事が宙ぶらりんでどっちにも決まらない状態が延々と続くことが、人間の魂を一番参らせる」のだという。そして宙ぶらりんの状態からどちらかに決まった時に、非常に気持ちが良くなる。だが国家の指導者がこうなると、滅亡に至る。その耐え難い状況に耐え抜いた者だけが、真の帝国を作るのだ。

この話を紹介している中西輝政教授によると、これはイギリスのエリートが叩き込まれている教育なのだそうで、ということはすなわち、人間とは本来、静止状態にいられないものだということを示している。米内光政が、米英との対立が続いて「このままではジリ貧になる」と焦る気運が高まる中、開戦決定直前の重臣会議で「ジリ貧を避けんとしてドカ貧にならぬように」と発言したというのも、ここを衝いている。

先に私は、若い先生たちは「惰性」と反対の態度と記し、今また人間の本質は「じっとしていられない」ので「慣性の法則と違う」とも書いたが、実のところこれは正確ではない。もう一度法則を思い出していただこう。外部からの力が加わらない限り、静止しているものは静止、動いているものはそのまま動き続けるのである。つまり、「動き続けている」惰性もあって、実際にはこちらの方がよほど厄介である。「慣性の法則」の本領もしくは本当の恐ろしさは、むしろ、ここにあるのではないだろうか。

2　「タリバンホスピス」の傲慢

動き続けるという惰性

医療の世界で指摘される「惰性」は、通常は「動かなければならない時に（医療者が）動かない」ことだが、実際には人間は「動きたくなる」のが習性のようで、「そのまま動き続けて止まらない」惰性の方がはるかに多いように思える。

考えてみれば、日常、「惰性で止まっている」という言葉はよく使われるが、「惰性で動いている」とはあまり言わない。我々の感覚でも、たとえば、検査の結果、何かの薬を出さなければいけないのに出しそびれるのは、「惰性で」というよりも「怠慢で」もしくは「ついうっかり」ということになろうが、「もう要らないだろう」という薬を、なんとはなしに続けてしまう時には「惰性で」という表現がぴったりする。そして、往々にして、止まっているものを動かすよりも、動いているものを止める時にはより多くの「外部の力」を必要とする。

胃薬や風邪薬を出していて、症状も良くなったし、もういいかなと思って「やめようか」と患者に相談し、「せっかく今日も病院に来たことだし、もうちょっと出して下さいよ」と頼まれることはよくある。こういう時、「飲みたがっている」患者に「外部の力」を発揮して、「あなたにはこれこれの理由で投薬していたが、現時点でその根拠はもうなくなった。よって中止が相当である」ことを説明して納得してもらうのは、これから患者に投薬を始めるよりも大変である。面倒だから「じゃあ、もうちょっと出しておくか」ということになる。それを言えば、患者は症状があって来院するのだからその意味ですでに「動き出して」おり、初診の段階で「薬は不必要である」と判断してその旨説得するのも「惰性」に抗する力を要する。

こんなのは他愛のない方で、臨床の現場では、傍目からは不条理に思えるほどの「惰性」があちこちで観察される。

元がんセンターのレジデントで、大学病院に戻って消化器内科に勤めている後輩と学会場で会って嘆かれた。なんでも、90歳の胆石症の患者を持たされているのだという。何回も胆囊炎を起こして入院し、年も年なので手術もせず、抗生物質等で治療しているのだそうだ。

「だったら、今回もサクッと治療して帰せばいいじゃないのか?」

「帰せやしないですよ。だいぶ弱ってきてますし、それにアルツハイマーも相当進んでます。おまけに、慢性腎不全で透析患者なんですよ」

「透析してるの? 90歳のアルツハイマーに?」

「だって、今まで15年以上やってたんですから、今更やめるわけにいかないんですよ。もうね、本人はわけわかんない状態ですから、嫌がっちゃって大変ですよ。なだめたりすかしたりして、なんとか騙すようにして透析を続けてます。血圧も不安定で、昇圧剤使いながらやんなきゃいけません。もともと診ていた透析のクリニックなんて引き取ってくれないし、家族も面倒見るつもりは全然なくて、病院丸投げですよ」

「お前は行きがかりで押し付けられたわけか」

「機嫌の悪いときなんか、身体抑制（動かないように拘束すること）かけて透析ですよ。ナースサイドからはいつまでこんなの続けるのか、って突き上げを喰らってます。どこかに転院できないかって探してるところですけど」

「そんな手間暇掛けて透析してくれる病院なんてあるのかい？　第一、そう言っちゃなんだが、お前らがやってる医療レベルに比べれば、管理が悪くなってすぐ死んじゃうだろう？」

「そうでしょうね」

「じゃあ何も、本人も嫌がってるのを無理にやらなくたって、透析を中止して、苦しまないようにだけしてあげればいいじゃないか。家族がどうしても、って言ってるのか？」

「いえ、家族なんて、引き取るのを拒否しているだけで、もう見放してますよ。滅多に見舞いにも来ません」

「だったら、何のためにそんな労力使ってやってるんだ？」

「誰もね、今までずっとやってきたことを、もうやめよう、って言えないんですよ。うちの消化器内科も、腎臓内科も、決められる人間なんていません。家族だって、いざ病院に呼び出して、もうやめましょうか、って相談したら顔を見合わせるだけで、結局、はっきりした返事を寄越しません。ホント、がんセンターは良かったですよ。癌です、末期です、諦めましょう、って言えましたからね」

多くの医療者の膨大なエネルギーを費やして、誰のためにもなっていない「医療」が、ただ「今までずっと同じことをやってきたから」という理由だけで続けられる。かくのごとく「惰性」が猛威を振うのは、物理学の法則に加えて、繰り返すようであるが、やはり人間の習性に基づくからではないか。

このことは法律の世界にも現れているようである。医療訴訟を専門とされる弁護士の先生に、末期医療と尊厳死のテーマでお話を伺ったことがある。私は、末期の患者さんがいよいよ瀕死になった時に、医者が人工呼吸器をつけたり蘇生術を行ったりすることを「無駄である」と判断して控えるのは問題ないのに、一旦装着した人工呼吸器を「やっぱりもう無理だ」と外すのは殺人罪に問われることもある、これは矛盾ではないかとお尋ねした。「途中で諦める」ことと「最初から諦める」ことは、そんなに違うのか。

弁護士の先生はこう指摘された。

「法律は現状を変更することに保守的です。生きている人が何らかの行為によって亡くなることには注意を払うわけです。ですから、いったんつけた人工呼吸器を外すことについては、死んでしまうからきちんとした根拠がないといけないといっているのです。苦しんでいる状態で回復の見込みがないけれども、人工呼吸器をつけるべきか、あるいは心臓マッサージをし、ある時点でやめるのか、それは医療行為の流れの中で、裁量的なことも含めて医師の判断に委ねます。しかし、いったん人工呼吸器につながれて生きている人から外すかどうかについては、法律家側は大いに関心があります」

現状をまず受け止めて、「そこからの変更」に関心を向ける、というのは、すなわちデフォルトとして「惰性」での動きを「さしあたり正しいもの」という前提に置いていることになる。このこと自体については、良いの悪いのと言っても詮無きことのようだ。

惰性と人情

かくのごとく強力な「動いている惰性」を止められないのは医療者側だけではない。

というより患者側の要素の方が、よほど大きい場合が多い。そしてそれは、人情として理解できるだけにまた辛いところなのである。しつこいようだが、「惰性」は人間性に根ざしているのだ。

Mさんという女性は、30歳になったばかりで肺癌にかかり、手術を受けたがすぐに再発してしまった。その再発の仕方も、心臓周囲に水が溜まって心臓を圧迫し一気に心不全となるという激しいものであったが、すんでのことで処置が間に合い、一命を取り留めた。その後、肺癌の一部に有効な薬剤イレッサによって病状は劇的に改善し、退院することができた。しかし、イレッサの効果も永続はしない。1年ほど経つと効果は明らかに低下し、再び肺癌の病勢が増悪した。脳転移をきたし、放射線治療の効果も一時的で、意識状態も次第に悪化した。幸い苦痛は少なく、穏やかに過ごしていた。主治医の私や家族との関係も良かった。

ここでホスピスへの転院などという薄情なことを相談しなければいけないのは、がんセンターの宿命みたいなものである。Mさんのお母さんとお姉さんは、転院については承諾されたが、イレッサはそのまま飲ませてやりたい、と希望された。本人も、意識に波はあるが、はっきりしている時はやはり飲み続けたい、と意思表示された。確かに、肺の病巣も、肝転移も、少しずつ悪化はしていたが、あの急激な再発時の所見に比べれば、その進行は緩徐であるように思われた。もはやイレッサが著効を示していないのは明らかではあるが、少しくらいは「抑えている」のかも知れない。そういう効果が本当にあるのか、見かけだけのことなのか、医学的にはまだ完全に明らかにされてはいない。

私も、イレッサは継続でいいだろうと思った。どのくらい効いているのかは分からないし、もしかしたら無駄なのかも知れないが、Mさんには副作用はほとんど出ていない。これが患者と家族の「希望」であるならば、それでもいいか、と。

ところが引き受ける側のホスピスが、頑として「イレッサ中止」を転院の条件にしてきた。ホスピスは、そういう治療を一切しないのが規則であると。

「だって、そちらでも酸素とか、麻薬とか、使われるんでしょう？　イレッサ飲ませるのがそんなに違うことなんですか？」私は、先方のホスピス担当医に電話でねじ込んだ。

「いや、抗癌剤ですから。ここでは何かあった時の対応ができません」

「何もないですよ。だってこの人、もう1年以上飲んでるんですよ。今更、何が起こるんですか。それに、万一何か起こったって、どうせ末期なんだから、何もしてもらわなくてもいいですよ。家族も了解しています」

憤然と抗議する私に、ホスピス医は声を潜めて言った。

「それは私も分かるんですけどね、ナースサイドが聞く耳持たないんですよ。ここは癌の治療をやるところじゃありません、という原則を譲らなくて」

つまり、癌病棟の治療を引きずってきてもらっては困る、ホスピスの原理原則に従えないのだったら来るな、ということである。私はこういうのを「タリバンホスピス」と呼んできた。もはや効いていないかも知れない治療を「惰性」で続ける方が、よほど人間的ではないか。Mさんは転院せず、一月半ほど後に私が最期を看取った。がんセンター内では、初めの頃こそ長期入院は困るなどと文句をつけるものもいたが、その度に私がホスピスの「非人間性」を口を極めて罵り出すのに辟易して、そのうち誰も何も言わなくなった。

ところで私は今、遅ればせながら、この、「イレッサは病勢を止めることができなくなった後も、進行を遅らせて患者の利益につなげることができるのか」というテーマでの臨床研究に着手しようとしている。どうして、そんなことをしなければならないか。副作用が無視できるのであれば、ただ「患者が希望するから」という理由のみで「惰性の治療」を続けるのも人情ではないか、と私はたった今、書いたばかりのくせに。

しかし、人情と惰性に流された結果はどうなるか。癌に限らず重病の患者は往々にして、「とにかくなんでも、やれることがあるのならやりたい」という希望を口にする。それがどんなに不利なことであろうとも、「座して死を待つことには耐えられない」と。それに対して、必死に「やらないこと」を説得するよりも、やってしまった方が楽だということは拙著『偽善の医療』にも書いた。

そして、なんでもかんでも始めてしまって、それを惰性で続けるとしよう。どんどんと、「やること」「やっていること」は多くなり、減ることはない。誰かがどこかで、そのコストを負担しなければならない。幸いにして保険でカバーされて、患者個人や家族が経済的に潰されることがなかったとしたら、他の誰かに（見えないところで）皺寄せが来る。

あらためて考えるまでもなく、これは医療のみの問題ではない。官僚機構の肥大化などということも、全く同じメカニズムで起こるのだろう。堺屋太一さんも指摘されているが、「物事を始めた」人は創業者として称賛されるが、「物事を始末した人、整理した人」は脚光を浴びることはない。本項の文脈で置き換えると前者が「静止状態の惰性」を打破したのに対して後者は「運動状態の惰性」を「外部からの力」によって変更したのであるから、「物理学的」な意義は等価のはずである。そして、人間の習性として「止まっていることが難しい」のであれば、むしろ後者の方がより労力を要する。前にも書いたが、チンギスハンの賢臣、耶律楚材は「一利を興すは一害を除くに如かず、一事を生《ふ》やすは一事を省くに如かず」と喝破した。

惰性の圧力

ところが屡々《しばしば》、人は、「とにかく何かやっていること」もしくは「やっている人」を無条件で称賛する。その理由は、そちらの方が観察者の心情に合致するからであろう。

筑紫哲也さんが肺癌になり、療養を続けておられる時に、新聞にインタビューとレポートが載った。そこで、抗癌剤等の治療を一区切りつけた後の筑紫さんは、東洋医学を積極的に試している、というようなことを話しておられた。なんとなく自分に合っている、と。レポートする側は、明らかに筑紫さんの「病気に負けない不屈の精神」とそれを助ける「東洋医学の力」を褒め称えるトーンで記事にしていた。

客観的に見て、この東洋医学が良いことなのか悪いことなのか、判断のしようはない。筑紫さん自身が「自分には合っている」と言っているのが唯一の「根拠」で、嫌な言い方をすれば医学的な裏付けは皆無である。もう一つ嫌味を言えば、漢方薬に副作用はないというのはもちろん迷信で、数多くの副作用報告があり、死亡例もそれなりに出ている。「薬」である以上は、むしろ当然だろう。

ご本人が、「何もしていないこと」を潔しとせず、とにかく精神の安定を図るため何かに手を出したい、という気持ちは分かる。それをどうこうは申し上げない。しかし、わきでそれをレポートする側まで同じ心理状態になって、東洋医学はよいと信じ込むような記事を流すのは情緒的に過ぎよう。もしも、「筑紫哲也が頼るほどのものなのだから」と同病の人が手を出して悪い結果を招いたらどうなるのか。筑紫さんの責任にするのか。もしくは「そういう趣旨の記事ではない。有名人のやることは良いことだと勝手に誤解する方が悪い」と、つっぱねるのか。

そんなことはともかく、こういう記事を眺めても、「せっかくやり始めたこと、すでにやっていること」は、さしあたって正しいことだ、という「惰性の圧力」とでも言うべきものが感じられる。私には記者が無自覚にその圧力に流され、それをヒューマニズムと混同しているように思えるのである。

さよう、Mさんの例でも筑紫さんの例でも明らかなように、「惰性」とはまことに人間的なものなのである。それをどうこうしようという「外部の力」は、相当なものが必要になるようだ。

加えてもう一つ、惰性によって動いている状態の内には、一種の「効能」とでも呼ぶべきものが見いだせる。それは、「さしあたって、やることはやっているのだから」という奇妙な安心感である。人は動きながら、この、言わば「思考停止状態」に安住することができるのである。

3 人は思考停止を欲する

奇妙な安心感

人間は静止状態には耐え難く、つい動きたくなるものである。その一方、物理学の

「慣性の法則」によると、一旦動き出したものを止めるには外部からの力が必要である。その帰結を我々は、「惰性で続いているもの」として観察する。なにせ人間の性質と万物を支配する物理学の法則が合体した結果であるから、至る所に「惰性」を見出すことができる。

そして惰性で動くためには外部からの力は必要でないから、エネルギーは節約され、「ラクして動いている」ことになる。しかし、動いている主体の側はそうは考えない。自分は目的のために積極的に努力しているのだ、と思い込む。とにかく「動いている」ことは間違いなく確かなので、傍からもそう見えてしまう。

そうすると、動いている主体は「自分は怠けているのではない、活動的にやっているのだ。その結果を待たなければ次に進むことはできない」と判断する。それはそうだ、今「やっている」ことを中途半端にして次を云々するのは不適切だと、これまた周囲も賛同する。ここに生まれるのは奇妙な安心感であり、結果、一種の思考停止状態に陥る。

筑紫哲也さんの闘病でも、このことは見て取れる。筑紫さんは「西洋医学は敵を攻めるばかりで、がんは撃退したが、体は空爆されたイラクみたいになった」と語る。それは本当だろう。そして、「東洋医学は、がんを生む体にならないようにすることを心がける。それが自分には合っている」と言う。

しかし客観的に判断すると、これは明らかな誤りである。筑紫さんは肺癌の治療が一段落してはいたが、「治った」わけではない（実際、その後再発によって亡くなった）。その状況で、「（次の）癌にならないように」、という「予防」を考えても意義は乏しい。まずは「今かかっている癌」をクリアしないと、次の病気をどうこう言えないはずである。

こんなことは、筑紫さんは先刻承知であっただろう。しかし、筑紫さんのかかった肺小細胞癌に対する現在の治療は、体にも癌にもダメージを与えることを集中的に行い、やることをやった後は「何もせずに経過観察」、というのが標準である。これで治る人は治り、再発する人は再発する。薬を変えるか、または少なくして治療を継続し、再発を予防しよう、という研究は数多くなされたが、失敗した。

そうなると見かけ上、「何もやっていない」のだから治療は「継続中」ではないように思えてしまう。だから「今これをやっている、この結果を見てから次を考えよう」、という気分になれない。筑紫さんはそこで「立ち止まって」再発の有無を見極めるよりも、「とにかく何かをやっている」方を選んだ。その「何か」を選ぶ過程では「探す努力」をされたのだろうが、「動き始めた」その後は、惰性でそれを続けることにより安心感を得られていたのではないか。

失礼を承知でこんなことを推測も交えて申し上げたのは、私にも同様の患者さんが何人もいたからである。筑紫さんは社会的に活発だったから「何もしないでいられなかった」のかというと、そうとも限らない。むしろ逆の場合もある。

進行肺癌で私が診ていたYさんはもう85歳を超え、とっくに引退した元ビジネスマンであった。全身状態が良かったので化学療法を行い、一定の効果があった。だが徐々に効果は薄れ、回数を重ねるとともに蓄積性の副作用も目立ってきた。本人が「とにかく続けてくれ」と主張するので、私もなんとか治療を継続し、結果として1年半にわたって抗癌剤を投与した。年齢を考えると驚異的である。

けれどもある時、さすがにこれ以上はやめた方がよいと判断し、私はかなり強硬な説得の上、治療を中止した。それとともにYさんの身体状況は、副作用がとれた分だけ改善した。今までの治療で上がった効果のため、病気そのものが症状を来すまでにはまだ時間があると思われた。しかし娘さんによると、むしろ元気がなくなったという。

「体が楽になったのだから、どこか出かけるとかすればいいのにと思うんですけどね。

仕事をやめてしまって、することがないものだから、病気のことばかりずっと考えているようなんです」と娘さんに言われた。Ｙさんにとって、残された人生には病気しかなかった。治療をしていれば正面切って向き合わなくてもよかったが、終わってしまうと他に何もすることも考えることもない、ただ一人で病気のことを思い悩むだけの日々になったという。私は頭を抱えてしまった。

低用量の化学療法というのがある。抗癌剤の投与量を抑えて副作用が出ないようにし、癌が小さくはならないにしても大きくなるのを防いでいこう、という試みである。理屈は誠に結構だが、そんなにうまくいくかというと疑問であり、科学的に証明されたものはほとんどない。ただ、これを商売としてやっているところは多い。

科学的根拠が乏しくても、こんなのが医療ビジネスとして成り立つのは、効果があるかどうかよりも以前の問題が絡むからではないか。「とにかく何かやっている」こと、そしてそれをやっている以上、差し当たって「どう治療して行くのか、自分はどうなるのか」ということを考えずに済むということ、それらがもたらす安心感によるところが大きいのだろう。これまた思考停止状態である。

思考停止の幸福

無論のこと、「惰性の行動」と「思考停止状態」はイコールではない。しかし、ここでは話の行きがかり上、「惰性の研究」の本筋からは多少外れても、人間にとって「思考停止状態」とはどういうものであるか、というのを考えてみることにする。

結論から申し上げると、人は思考停止を欲するのである。そして、そのためにいろんな手段を用いる。先送り、丸投げ、棚上げ、などというのは、そのほんの数例である。どうしてかというと、思考停止状態は幸福だからである。Yさんが否応なくここから引き摺り出され、「他にすることがなく、病気のことばかりを考える」状況になった時、「不幸」になったのは明らかである。

他人のことをどうこうは言えない。私だって、もちろんそうである。私が「思考停止状態になりたい」と強く自覚したのは、平成16年6月16日のことだった。

その日、わが患者にして親友の編集者が、心室細動という重症不整脈のため一旦心肺停止の状態になり、救急隊によって蘇生されて大学病院の救命センターに担ぎ込まれた。心拍は戻ったが、その時点ではどうしてそういう不整脈が起こったのか不明であり、生命が危篤状態であることに変わりはない。加えて、仮に一命を取り留めたとしても、一度心臓が止まり血流が失われたことで脳にダメージが残り、植物状態となってしまう可能性が相当あった。

私は友人兼主治医として救命センターの担当医と話し、家族を差し置いて、機能予後、つまり脳の機能の回復のために脳低温療法を施行してくれと依頼した。この治療は免疫を落とすので肺炎等の合併症が起こりやすくなる。わが編集者は肺癌で右肺の3分の2を切除していたので、そこに肺炎が起こりやすくなるということは、生命予後つまり「一命を取り留めること」の観点からは不利になる。しかし私は「この患者は生命予後よりも機能予後を優先する、そういう人だ」と断言した。

脳低温療法では、人為的に体温を32℃くらいに下げる。それにあたっては患者に鎮静をかけて、要するに眠ってもらわなければならない。治療を行う5日間、プラスそれを終了して復温し、鎮静を切っていく1〜2日の間、わが編集者は仮に脳の機能が回復したとしても目覚めることはなく、意識が回復したかどうかの判定は低温療法の完了までできない。

私はその説明を聞いて、正直、ほっとした。そうでなければ毎日毎日、今日は意識が戻ったか、明日は回復するか、と心配し続けなければならない。低体温療法では、完了して鎮静を切った時に、回復していたかどうかが一発勝負で決まるのである。この間、私は「いずれにしても待たなければならない」のだから、「考えても仕方がない」という思考停止状態に自らを置ける。これがその時の私にとって、何よりも有難かった。1週間後、美人看護婦の「私の手を握って下さい」という声に反応して（本人談）、わが編集者は目を醒した。奥さんがボロボロ泣きながら、私に電話で伝えてくれた。

こういう、時間を区切った「思考停止状態」は好むと好まざるとにかかわらず、いずれ終了し、再び動かざるを得ない時が来る。しかし、無期限での思考停止状態に陥ってしまうと、それは非常に心地良いものであるからつい安住し、後がひどいことになってしまいかねない。

尖閣諸島の領有権なんて、鄧小平の「領有権棚上げ」などという口車に乗った挙句があのザマであるとしか、私には思えない。あんなことが未来永劫そのままにしておけるわけはないなんて、後からしてみるとあまりにも明らかである。しかし「差し当たって考えなくても良い」と言われたことを、それでも将来のために考えて行こうなどと、日本の役人が思うはずがない。まともに向き合うとあれだけ深刻な問題を、何も考えずにひたすら「先送り」できるなんて、こんなハッピーなことがあろうか。

原発の「安全神話」なんてのも思考停止状態の好例であろう。そんな大災害は起こったら大変で、どうしようもないことになりかねない。そういうことは起こらないものとしよう。その範囲内では「絶対安全」である。字に書くととんでもない発想のようだが、実は医者はこの思考回路を理解することができる。

臨床医は、眼前の患者の状態について診断を下すにあたって、いろいろな可能性を考える必要がある。これを鑑別診断という。沢山あるその可能性のうち、一つ、もしくはいくつかが当っていて、それ以外は「外れ」である。そういう、いわば「選択肢」を考慮する際の大原則がある。すなわち「もし、それであったら治療法はない」という病態については心配する必要はない。

分かりやすく言うと、「その病気だったら何をやっても死んでしまう、どうしようもない、というようなものは考えるな」ということである。我々が恐れるのは、「この病気と分かっていたら、これこれの治療法で助かったのに」というものを見落としてしまって患者を救い損ねることであって、「どのみち助からない病気」は、正しく診断しようが誤診しようが、患者にメリットはない。だから考えるな。考えるとすれば、一番最後にしろ。

よって我々は、重症の患者の鑑別診断をする時に、「可能性の高いものから考える」というより、「治療法のあるものから考える」という思考回路を通る。どうせダメなものは考えても仕方がない。これは安全神話の思考停止状態と、極めてよく似ている。どうして、かくの如き思考停止が医療で正当化されて、原発ではいけないのかというと、医療では患者が死ぬところが絶対の「終点」であるからだろう。だから、たとえば原発事故でも、その結果が、どうやったって地球が壊れて人類みなあっと言う間に絶滅、というものであれば、「そんなことは考えても仕方がない」もしくは「そこまで一々考えていられるかよ」と考慮の外に置く、という発想が出て来ても不思議ではない。だって、そんなの明らかに「終点」なのだから。

その一方、医療においても、患者の死の先に何かがあれば、例えばバイオテロで天然痘にかかった患者が出た、なんて時は、「その患者が死ねば、終わり」ではないから、治療法としてどうしようもなくても、その患者をきちんと診断して、しかるべき対策をとらねばならない。患者を助けられなければ後は関係ない、というわけにはいかないのである。

解決されない方が好都合

話を元に戻す。困難な課題に対して、なんとかそれをクリアしないといけない、ここを乗り越えないと次へ進めない、という時、人は知恵を絞る。しかし、そこで差し当たっての方針が決まり、努力をするのだが状況が膠着状態になってなかなか進まなくなると、努力はいつしか惰性になり、「課題に取り組んでいること」に安住する思考停止状態が生まれる。この場合、「困難な課題」は解決されない方が好都合になってしまう。

安全神話が思考停止なら、脱原発も思考停止である。直ちに原発ゼロなんて主張には、どのように現存の設備を整理廃棄するのか、代替エネルギーをどう確保するか、というような現実的なことが一切含まれていない。これは政府や電力会社が「そんなことは無理だ」と抵抗してくれるからこそ成り立つもので、そのハードルがなくなってしまえば、もろもろのことを「考えなければ」ならなくなる。社民党ごときにそんな知恵があるはずはないのは明白で、だから脱原発運動は、「そうしましょう」と言われた途端に思考停止状態から覚めてしまって「不幸」な境遇になる。

昭和22年の衆議院選挙で日本社会党が比較第一党となって、片山内閣が誕生した。この時、選挙勝利の報に接した同党の西尾末広書記長は、「本当かい、そいつはえらいこっちゃ」と本音を漏らしたと伝えられる。反対だけしていれば、あとは何も考えなくても良い立場は誠に気楽なのである。だから片山内閣崩壊後の社会党は長らく野党に止まり、幸福な「思考停止状態」に身を置いた。おそらくは自ら進んで、そちらを選んだのだろう。

北杜夫『楡家の人びと』（新潮文庫）の導入部分の終わりに、楡脳病院で働く人たちの年末の感慨が記されている。

「とにかくさまざまの事柄が起る。だが、さて思い返してみると、一体何があったのか？　……正月が、……ついこの間のように思っていたのに、もう暮が迫っている。……この一年果してなにがあったのか？　なんにも。人々は変らない。楡病院は変らない。……一体この一年なにがあったのか？　それはあった。朝鮮では万歳事件が、パリではヴェルサイユ条約の調印が、支那では五・四事件が。しかしそれがどうしたというのだ。人々は考える。なんにせよ一年が経ったのだ、と。そして人間も病院も変らない。幸い死んだ者とていない。病院は繁栄している。そしてその繁栄は永久につづくように思われる」

これを読むと改めて、惰性で動き、何も考えずにいられる状況というのが人間にとって、いかに幸福なものであるのかということが痛感させられる。これから抜け出すのは容易ではない。

『楡家の人びと』は続く。

「だが、それは錯覚というものだ。時間の流れを、いつともない変化を、人々は感ずることができない。刻一刻、個人をも、一つの家をも、そして一つの国家をも、おしながしてゆく抗いがたい流れがある。だが人々はそれを理解することができない。……実際なんの変化もありはしない。一年くらいで人間はそう歳をとりはしない。本当に何事も起らなかったと同じなのだ。人々も、病院も」

我々には、惰性と思考停止状態に永久に安住することは叶わない。しかし、常に最大限の精神活動を保つことは人間の限界を超える。最も望ましいのは航空機の自動操縦のように、期間を区切って惰性に委ねてエネルギーの消費を最小限にすることだろう。そんなことが可能なのだろうか。

4　惰性の活用とその限界

いつものルーチン・フライト

惰性の利用法の一例として航空機の自動操縦（オートパイロット）によるエネルギーの節約を挙げてはみたものの、実のところ、その原理はよく知らない。ただ、物理学での慣性を応用していること、そして状況が細かく変わる、例えば一般道での自動車運転などでは難しいが、ある程度安定しているところでは労力の軽減につながることは間違ってなさそうである。

オートパイロットで実際にエネルギー効率がどうなっているのかも知らないが、操縦士の「負担」が軽くなっていることは確かだろう。以下、本項で述べる「エネルギーの節約」とは、物理学的なことよりも、人間社会における、心理的なところまで含めた「負担の軽減」とお考えいただきたい。

「初心忘れるべからず」と、言うのは簡単である。しかし実際にプロが仕事をする時に、一々駆け出しの新人のごとき気持ちで緊張していたら、やってられない。手術患者を前にするたびに武者震いする外科医になんて、私はかかりたくないぞ。以前アメリカで乗った国内便で、機長が「これはいつものルーチン・フライトとして何事もなく到着する予定」とかアナウンスするのを聞いて、この人はなかなか分かっているな、と思った覚えがある。

また別の金言に曰く、「継続は力なり」である。その「継続」を達成するのに、やるたび裂帛《れっぱく》の気合を入れていたら途中で息切れする。何かを続けるのには習慣にしてしまうのが一番で、その習慣付けの多くは惰性で達成される。だから、アニマル浜口には引っ叩かれそうだが、継続の原動力は気合でなく惰性である。

もちろん、最初に「始める」ところはそうではない。それまでは何もやっていない、「静止状態にある」ところから動き始めるのには外部からの力を要する、というのもまた慣性の法則の示すところである。どこかで読んだが、「何かしなければいけないと思いつつ、怠惰に過ごすのが人生最大の楽しみである」のだそうだ。しかし大体の人はその誘惑を振り払い、「動き出す」。その時点では相当の気合が入っていることだろう。ただ、ことの成否を決めるのは、そこから惰性の軌道にうまく乗せられるかどうかではないか。

電車の中で、ある英会話学校の広告を見た。忙しいビジネスマンなどを相手にするらしく、「いつでもレッスンを入れられる」ということを売りにしていた。「何曜日の、何時と決めなくて済む」のだそうだ。私は、これじゃあ続かないだろうなと思った。「いつでもできる」という条件は、「では今日はやめておこう」という判断に直結する。毎回、レッスンのたびに一々、「今日は行くぞ」と気合を入れ直すなんて、できるわけない。忙しい人は尚更である。「何曜日の何時」と決まっていて、その時には嫌々でも惰性で行くようになってるからこそ、続けられるものではないか。

15年前、がんセンターにいた私のところに、北海道大学薬学部の先生から共同研究の打診が来た。肺癌と無縁のヘビースモーカーもいれば、吸わなくてもなってしまう不運な患者さんもいる。そういう「なりやすさ（易罹患性）」を規定する遺伝子の候補を見つけたのだが、証明するにはサンプルが足りない。国立がんセンターで協力してくれないか。

話としては面白いし、上司からも「そういう共同研究は非常に良い」と了解された。何より、北大の先生は、がんセンターの肺癌の患者を対象にして研究をするのに私にまず声をかけたのだから、私がここの臨床の中心であると考えていることになる。下っ端の医局員だった私は、プライドをくすぐられてすぐにOKした。

やることとは肺癌の患者さんから、10ミリリットルほど余分に採血させてもらうだけである。というと、すぐにでもできそうだが、なかなかそうはいかない。患者さんは診療上の理由で採血はしょっちゅうやられているが、診療と無関係で本人にとってもメリット皆無の、「研究目的」に、わずか10ミリリットルとはいえ余分に取られる、となると話は別である。おまけに、遺伝情報は「究極の個人情報」という指摘もされ、流出して悪用されると、ご本人や血縁者の不利益になりかねない。本当にそんなことが起こるのかという問題ではなく、理屈として「可能性がある」かどうかが重要で、そうである以上は規制が非常に厳しいのである。実際に、この共同研究が開始されて間もなく、東北で高血圧に関与する遺伝子の研究をしていた大学の先生たちが、患者から必要な同意をとっていなかった、ということで大問題になった。

血液検体の札幌への輸送は北大が話をつけてくれていたが、それだけでは不十分である。まず、がんセンターの倫理委員会で研究の承認を受ける。当時はこういう審査はかなりルーズであったので、これはすんなり通った。しかし肝腎なのは、後から突っ込まれることがないように、患者からきちんと同意を取って、記録に残さないといけないことである。

私は同意書を作り、患者からサインをもらってカルテに書類を残すやり方を決めた。あとは、誰が説明してサインをもらうか、である。話が面倒になるので入院患者でのやり方のみ記す。

内科入院の患者なら、診療の採血の時、ついでに取ってくれるよう受持ち医に頼めばよい。しかし外科医は、研究の意義を理解していて手術に影響の出ない採血をOKしても、自分で研究の説明などやってくれない。また、こちらは、手術という「異変」が体に起こる前に血液サンプルをとりたいのだが、がんセンターの患者は手術の前日に入院してくるから、入院日の夜に説明して、翌朝の手術前に採血するしかない。

私は入院当日、受持ちの外科レジデントに、「内科の医者が、研究のことでちょっと話を聞いてくれと言っている」と、患者に一言だけ伝えておいてもらった。そして外科医の手術説明が終わったところに病室へ出かけ、「内科の里見です」と自己紹介し、病気のこと、手術のことなどを世間話のように話しながら、折を見て研究のことを切り出し、「あなたのためにはならないけど将来のため」と頼んで同意書にサインをもらった。この間約20分。それから夜勤のナースに採血用試験管を渡し、「例の研究のため、明日の朝に採血しておいてくれ」と指示を出す。翌日、内科の患者の分と合わせて研究補助員が検体を処理し、業者が回収して北大に送るのである。システムができあがると、私は否応なく動き続けなければならなくなった。

ところで初対面の、しかも手術と関係のない内科医が、診療と全く別の研究の話をしてサインをもらうなんて芸当ができるのか、というと、できるのである。患者さんは、明日の手術のことが心配で心配で、とにかく誰かと、もっと話したい。私は外科医ではないが、肺癌の専門医だから手術のことも含め一応知っている。それをにこやかに説明して、「大丈夫」と話す。本当に大丈夫かって？ うちの外科医がやることは大概、大丈夫だ。もし、うまくいかなかったら外科医が言訳するさ。97％の患者が喜んで研究に協力してくれた。断った患者には、私は医者として「明日の手術の心得」などをもう一度話しておけば良い。それで気まずくならずに別れられる。

私は、同僚の医者にもナースにも検査技師にも、「本人がやっぱり嫌だ、と言ったら、絶対に説得しないでくれ。これは診療ではないのだから無理強いはできない」と念を押しておいた。何人かは、そういう「不同意」もしくは「同意撤回」があった。私は同意率が100%でないことを、逆に研究の強みとしていた。100%の「自発的同意率」なんて、北朝鮮の政府支持率じゃあるまいし、インチキであると白状しているに等しい。

惰性が導いた成功

私が北大の先生に協力の意向を伝えてから、体制をすべて整え、実際に検体の収集が開始されるまでに、半年近くかかった。北大からは何度も催促が来た。どうして、こんなに時間がかかるのだ。私は、始まった後は、誰からも文句が来ないように、そして同じことを繰り返して惰性で続けられるようにしているのだ、それまで待ってくれ、と伝えた。

案の定、研究プロジェクトが開始された後で東北の高血圧研究が槍玉に挙げられた時に、院長が私を電話で呼び、「お前の研究は大丈夫か？」と聞いてきた。大丈夫か、も何も、あんたが倫理委員会で承認したんだろうが、と思ったが口に出さず、私はただ、

「そんなのもちろん分かってますよ。対策は完璧です」と一笑に付した。

その後がんセンターの研究所が、俺たちも同様の研究をやっている、どうしてお前は先に外の人間と一緒にやって、センター内での協力をしないのだ、と文句をつけてきた。あんたのとこは頼みに来るのが遅いだけじゃん、と腹では思ったが、もちろんこれも口には出さない。では一緒にやりましょう、ということになった。

ちょうど、そういう研究の倫理指針が改訂になった時期でもあったので、はるかに面倒になった審査の事務手続きは研究所から出させた。また、検体の保管や北大へサンプルの一部を送る業務なども研究所側に押し付けて、私は以前にもまして、ただ患者に話をしてサインをもらうだけ、の業務を惰性でこなすだけになった。外科の患者への手術前の面談は、10年以上にわたって私のスケジュールの一部になっていた。

北大の先生はこの研究の成果もあって（もちろんそれだけではないが）、紫綬褒章を受章された。先生がめでたく退官された後も、私は研究所と共同研究を続けたが、私ががんセンターを辞める時に、この検体収集作業は頓挫した。もはや「惰性の動き」をしていた人間がいなくなったからである。一連の研究から「ネイチャー・ジェネティクス」誌掲載の2編を含む20本以上の論文が発表されている。

私はこの研究は、惰性のおかげで成功したと思っている。ただ注意が必要なのは、この場合、惰性による「エネルギーの節約」は、実際の体力とは関係ないことである。これをやってる間、私の帰宅は遅くなり、睡眠時間も少なめになった。心理的には続けていけても、というより、続けていけるからこそ、肉体的には過労になってしまいかねない。

どうしてこんなことを言うかというと、先ほど挙げた高齢患者のYさんのように、心情的には「化学療法を続けていきたい、やっている方が楽だ」と思っても、その実、肉体的には副作用が積み重なって、ある日ばったり、ということがあり得るからである。自分で考える、もしくは感じ取る「労力」は、実際に費やされるカロリーとイコールではない。

話はずれるが、たとえば医療機関の救急外来への「コンビニ受診」を考えてみる。会社が休めない、というのならまだしも、日中の外来で待つのは面倒だから、というような理由で救急外来へ、ひどいのは救急車を無料タクシー代わりに呼んでやってくる「患者」が問題化している。彼らは間違いなく、自分たちはわざわざ外来に、「惰性を打破して」来たのであるから、もともとそこに待ち構えて「惰性で患者を診ている」医療者や、「本来の業務としてスタンバイしている」救急隊員よりも多くのエネルギーを使っている、と考えている。だから「相手を疲れさせて悪かった」とは、ゆめ思わない。

慢性持病としての癌

さて、今、癌治療で言われているのは、治療経過を「慢性疾患としての癌」に持ち込む、ということである。従来の癌治療のイメージは、手術で取れるか取れないかの一発勝負、というものが強かったと思われるが、最近の考えは糖尿や高血圧と同じく、治りはしないが、なんだかんだ治療を続けて行く慢性的な「持病」と捉えるのである。

患者側もそういう認識を持つことができれば、「治るか治らないか」のオール・オア・ナッシングに追い込まれなくて済む。「惰性でなんとなく続けている」のであれば、化学療法の副作用も、少なくとも心理的には楽になる。「今回はきつかったね、次は楽だといいけど」「この副作用はいじいじ残るけど、病気だから、まあ仕方がないか」と言っていられる。この状態に持ち込めれば、さしあたっては成功だろう。

だがしかし、治療が未来永劫に続けられて、患者は永遠に死なない、なんてことがあるはずはない。いつかYさんのように、「もうこれ以上はしない方がよい」という時期が来て、その時の衝撃（＝慣性に対する外部からの力）は、惰性で続けていられた期間が長く、「安楽」であったほど大きくなる。

それを避けようとすると、医者側も患者側も「（身体的には）無理な」治療を強行することになる。当然、コストもかかる。このような治療では、後になればなるほどコストパフォーマンスがどんどん悪化するのも容易に想像できるだろう。

癌でも他の慢性疾患でも、「末期医療は金が（不適切に）かかる」と、よく言われる。世の中では医者側の金儲けのためと思われているらしいが、圧倒的多数は違う、と私は考える。ここまでいくつも例を挙げたように、とにかく「今までやってきたこと」の慣性モーメントを止めるのには、多大なエネルギーを必要とするのである。そもそもは我々が始めたものであっても、今やそれは、コストの懸念どころか、医療者の疲弊も、患者の消耗もすべて吹っ飛ばして「動き続ける」代物と化しているのである。

病気の話に限らず、世の中の「安定状態」の多くは、実のところ「ジリ貧」である。それは別に恥ずべきことではない。福島原発も、破滅的な状況からなんとか「ジリ貧」に持ち込んでいる、といったところではないか。それには関係者の多大な努力があったことだろう。「惰性で漫然と」核燃料の冷却を続けているだけ、なんて批判したら罰が当たる。そのおかげで今、私たちは、なんとか日本に住んでいられる、どころか、韓国で起きたような大停電もなく、電力のある「安定した」生活を享受しているではないか。このままハードランディング、ないしクラッシュすることなく消滅させること（廃炉）ができれば、大成功だろう。

そう、問題は「惰性で維持されている安心安定の状態」をいかに穏やかに終結させるか、にある。ある速度で運動している物体を止めるのに要する物理学的な力の総体は同じなのだから、衝撃（加速度）を和らげるためには、少しずつ長期間にわたってブレーキの力をかけていけばよい。けれどもそれはすなわち、早期のうちから「惰性」を認識して、その終焉への準備を始めるということである。その結果、惰性のもたらす安定期をエンジョイする時間は短くなり、常に不安と隣り合わせになってしまう。

初めから惰性の行く先を見据え、いつ終わりが来ても良いように、また衝撃に備えるように、「常在戦場」の心得があればこんな心配は不要かも知れない。宮本武蔵は敵に対して無防備となることがないように、生涯風呂に入らなかったという。だが我々はみなが宮本武蔵ではなく、やはり風呂に浸かってゆっくりもしたい。第一、全員が武蔵である社会なんて、成立するわけがない。

結局、同じような結論に至ってしまうようだ。武蔵ならざる凡人のエネルギーは有限であり、惰性で動いている期間は、それを浪費しないで済む。そしてそれは、「輝ける星の時間」ではなくとも、人生の幸福な日々なのだろう。そういうのが本質的に「善いこと」かどうか、はまた別の議論として。

Ⅳ　諸悪の根源、民主主義

1　ルーピーを生み出すシステム

作話する総理

コルサコフ症候群というものがある。この病気を発症するもとになる原因はいくつかあるが、アルコール多飲などでのビタミンB_1欠乏によるものが有名である。発症前のことについての記憶は保たれるが、最近の事項を記憶することができない。ちょっと前のことをすぐ忘れてしまうので、患者は今がいつで自分がどこにいるのか、という見当識を失いがちで混乱してしまう。しかし意識は清明であり、注意力もあって、即時の記憶は残っているので、例えば、あれを見ろ、とか、これを持ってくれ、というようなことはでき、表面的には快活でよく喋る。記憶の欠落を補うためか、出任せで話をでっち上げるという「作話」の症状が見られ、傍目には明らかに矛盾したことを平気で話す。

かねてから私は、鳩山由紀夫氏がこれを患っておられるのではないかと強く疑っており、以前にも指摘した。前述の症状を見て、思い当たることがないとは言わせない。厳密に言うと、鳩山氏の症状にはいくつか典型例と違うところがないではない。例えば、彼は首相在任時から「最後に会った人間の意見に引きずられる」傾向がある、と報道されて来た。コルサコフ症候群では「即時の記憶は残る」とされているが、鳩山氏の場合は「即時」よりも、いくらか長いようである。しかし、脳の障害は千差万別であるので、「直近の記憶のみ残って、あとはすべてきれいに忘れる」という基本パターンが同じなら、同じ病気の亜型程度に考えて良いのではないかと思う。

その鳩山氏がやっと退陣したのもつかの間、後継者にも症状が出た。菅首相がサミットで突然、「太陽光パネルを一千万戸に」と、国内では誰も、海江田経済産業大臣さえも聞いてなかったことを、しかも実現性がほとんど皆無であることをぶち上げたのである。話によると、直近で会談した孫正義社長の見解に影響されたのではないか、という。そうなると、続けて二代の首相に出たこの症状は、一般的な原因によるものではなくて、伝染性のものではないのか。

どの病気でも症例によって重症度が違うのは当然であるが、さすがに後から発症しただけあって菅首相の方が軽症で、重症患者の鳩山氏を欺くくらいの知能が残っていたらしい。もうお忘れの方もいるかもしれないが、震災後、菅首相への退陣論が与党内からも噴出し、鳩山氏も不信任案に同調する意向を示していた。しかし、鳩山氏は、首相の「震災対応に一定のメドがついたら若い世代に引き継ぐ」というのを、辞任の意思表明と勝手に解釈して土壇場になって不信任案賛成から反対に鞍替えし、否決に導いた。後から菅首相は「辞任するなどと言っていない」と居直ったが、これは論理的には菅氏の方が正しい。

ただ、明らかに菅首相は、鳩山氏がその知的能力の欠陥ゆえ誤解していたことを利用して己の立場を保っている。これは認知障害をもつ病人を騙したという、極めて卑劣な方法である。要するに、ボケ老人に怪しげなものを売りつける悪徳業者と同じである。

どちらが勝っても未来はない

ちなみに鳩山氏が菅氏のことをペテン師呼ばわりしたことを、「普天間基地問題をぐちゃぐちゃにしたり、議員辞職を言ってすぐに撤回したりする大ウソつきのくせに人のこと言えるか」と非難する声が多かったが、これは的外れである。鳩山氏は病的とも考えられる記憶障害のために、悪意ではなく本当に何も覚えていないのだと解釈する方が妥当である。鳩山氏が外遊先で、「政治家は『想定外』という言葉を用いてはならない。常にすべてを想定していなければならない」と説教したとかいう（私は、よく通訳の人が吹き出さなかったと感心している）のも、自分のことを忘れていなければ出てこない台詞である。そうでないと言う方に、鳩山氏の言動が合理的に説明できるのならば承りたい。

憲政史上というより世界史上稀な低レベルの、この「ルーピー対ペテン師」の争いから私が想起したのは、映画『エイリアン vs.プレデター』の、「どちらが勝っても……人類に未来はない」というキャッチコピーである。なお、お忘れの方もいるかもしれないので補足しておけばルーピー（愚か者）とは、米紙が鳩山氏につけた愛称である。

ただ私はそれにも増して、こんな二人に引きずられて多くの民主党議員が不信任案賛成から反対へと変わったことに、もっと驚く。彼らは、自分の頭で考えるということをしないのか？　大体、不信任案は「菅内閣では震災からの復興が成し遂げられない」ということで提出されたのではないか。だったら、首相が「メドがつくまで」やるということは、やっぱり不信任に値して復興が成し遂げられなかったら無期限に続投し、逆に、案に相違してテキパキ復興ができたら、つまり不信任の理由が無くなったら、辞める、という甚だ矛盾した結論になってしまう。なにゆえ誰も、このことを指摘しないのだ？「最後に聞いた意見に引きずられる」という特異な脳構造をもつ鳩山氏が勝手に納得してしまうのは仕方がないとしても、80人とも言われた造反議員は、どうしてあのルーピーの演説で自分たちも翻意してしまえるのだ？　私は民主党の方々に、かの「伝染性コルサコフ症候群亜型」に気をつけられた方がよいと警鐘を鳴らそうと思っていたが、どうも私のような専門外の愚鈍な医者がそこまで思いついた時には、すでに手遅れのようである。

政治信条は別として、私は、不信任案への賛成を貫き「みんなおかしいよみんな。なんなんだよこれ！　俺はまじめにやってるんだよ！」と絶叫した松木謙公議員に共感する。彼は感染を免れて正気を保っており、その分、「みんな」のあまりに常軌を逸した言動に取り囲まれて恐怖の念を抱いたのではあるまいか。

もしそうでないとするならば、つまり、あれはビョーキによるものではなく、あれらの議員は脳に障害がなくああいうことをやっていた、というのであれば、結論は一つである。そういう連中を大挙して国会に送り込み、その頂点に「ルーピー」や「ペテン師」を据えた民主主義なるシステムは、諸悪の根源である。速やかに廃棄すべきである。よその国ではどうか知らないが、今の日本では、もう使えない。

民主主義は衆愚に陥りがちであり、システムとして決して優れているものではないというのは、プラトンからチャーチルまで二千年以上にもわたって指摘されている。しかし、民主制の良いところは、悪政になった時、「これは自分たちで選んだのだから仕方がない」と諦めがつくところだと、これは阿刀田高さんが書いていた。

ところが、このそれこそ未曾有の低能政治に対して、「我々国民の責任だ。仕方がない」という声はほとんど皆無である。みな、「政治家はこの国難に何やってる」というものばかりで、要するに、自分たちのせいだとは誰も思っていないし、諦めもついていない。アフリカや南米ではよく、「選挙が公平に行われていない」と異議が出されるが、日本では、国際的に見て選挙結果の正当性が問われるような大々的な不正は、ほとんどないようである。選ばれた議員たちには、ちゃんと有権者の「清き一票」が蓄積されている。その結果がこれで、それを「自分たちのせいではない」と言うのだったら、民主主義の唯一の長所が無意味になっているではないか。

どういうシステムを作っても、それを悪用しようという輩は必ず出てくる。日本の民主主義の最大の欠点の一つは、すべてに善意を前提としており、悪用することを「想定外」にしていることである。よって、隙を突こうという側はやりたい放題である。

ダンゴ虫がうじゃうじゃ

最も端的にこれを表している言葉が、小沢一郎氏の「新人議員の最大の仕事は、次の選挙に当選することだ」というものであって、もし民主主義本来の精神というようなものがあるとしたら、これは真っ向から対立するはずだ。

するってえと何か、我々の税金から払われる彼らの歳費は、「彼らの職を維持するため」に使われるのか？　あたかも「入るのが目的」となった大学が、入ってしまえばレジャーランド同然になり、せっかく勉強してきた受験生を怠惰で無学な遊び人に変えて社会に送り出すように、「当選が目的」となった政治家は、国家のことなどより自分の保身を第一に考えるようになる。

そうでなければ政策論議において、「それでは選挙が戦えない」などというようなセリフが出てくるはずがない。そして、その選挙戦術が上手い人間が「民主主義」で幅を利かすようになる。これは選挙戦術を極めた小沢一郎氏の罪ではない。そういう政治屋が台頭して、とにかく「数」を取るように馬鹿でもプーでも候補者名簿に入れてしまって議員にし、政策や見識を持つ人間が弾き出されるのを防ぐことができない、システムの欠点である。

読者諸賢は、民主党の内紛で出て来た「議員さん」たちの顔と名前をどのくらいご存じだっただろうか。私は見たことも聞いたこともないようなのがぞろぞろいたのを見て、あたかも庭石をひっくり返したらダンゴ虫がうじゃうじゃいるのを見つけた、という時のような薄気味悪さを覚えた。

この国家の危機的状況でああいう「政局」をやってる場合か、という声もあったが、私はやむを得ないと思う。だって彼らに、他に何の能があるというのか。選挙の巧拙を議員の条件にしてしまった結果がこれであろう。私の家内は、不信任案を巡るゴタゴタの最中の鳩山氏は、首相在任時のような死んだ目ではなく、表情に力があったと言っていた。ははあ、脳を病んでいても、自分の得意分野になると活力が出るのか。

憲法の非常識

話はずれるが、「想定外」ついでに言うと、日本国憲法は戦争を「想定外」にしている。

こんな非常識なことはない。あの大震災の津波は千年に一度かも知れないが、戦争は世界でいつもやっている。現在進行形で、いつもやっていることを想定しないなんて、ありうるのか?

米軍が原発事故にも即応できるのに対し、日本のロボットは歌ったり踊ったりはできるが、ああいう事故に対応する能力がないと海外から揶揄《やゆ》されるのも、米国をはじめ諸外国では常に戦時を念頭に置いている、もしくは実際に戦争をやっている、ということによるところ大であろう。「想定外」という東電の言訳を非難する人は多いが、では何故この日本最大の「想定外」について誰も触れないのか、どなたかご教示いただけないだろうか。

「民主主義」に戻る。選挙のたびに、新聞やテレビは、与党も野党も碌でもないとこき下ろしつつ、それでも投票に行けと言う。こんな無責任な話はなかろうが、それでも「多少なりともマシな候補に」一票入れないと政治は良くならないのだそうだ。

もう一つの決まり文句というか脅し文句として、そうでなければ「組織票をもつ宗教団体などが推す政党や勢力の天下になってしまう」というのがある。これだって、そういうシステムにしたことが間違っているのではないか。嘘か真《まこと》か、自分の名前も書けないボケ老人に、団体が推す候補の名前だけを書けるように執拗に教え込み、投票させる政党や支持母体もあるらしい。それに負けないように頑張って、「ボケ老人と同等の一票」を投票しよう、なんてバカバカしくてやってられるかよ、と私は思うが皆さんは思わないのか。

「平成の大政奉還」のススメ

「公平で平等でないといけない」という呪縛が覆っている限り、民主主義が堕落していくのは当然である。みんなのレベルを合わせようと思えば、必然的にレベルは低い位置に設定することになるからである。私は、庶民の感性を大事にする、庶民の目線で考える、などとほざく政治家を信用しない。平均的な能力の持ち主に、リーダーになる資格なんてあるのか？　政治とは、そのくらいちょろい技術なのか？　もしそうなら、熾烈な競争を勝ち抜いてきた高級官僚が、政治家を見下すのは至極当然である。

ちょっと前に、市民運動家みたいな連中が、堕落したプロに政治や外交を任せておけない、自分たちのような素人が外交を展開すべきである、と称してあちこち海外にでかけて「活動」をする、という広告を出していたのを見て、私は呆れ返った。仮に、私ら医者も堕落した、信用できない人間ばかりであるとしよう。そういう時に、プロには任せておけないから自分たちで手術しよう、などという患者がいるか？　プロが当てにならないのであるならなおさら、本物のプロが必要なのである。

そういうプロが民主主義から出てこない、すなわち現行のシステムでは「選べない」のであるのなら、そのシステムを捨て去るべきである。欠陥品に固執する理由はない。

私は、民主主義そのものにも懐疑的ではあるが、日本の現状を以てこれがもうすべてダメだ、と申し上げているのではない。どういう政治体制でも完璧はないだろうし、実際に民主主義国家でうまくやっているように見える、もしくは過去形でうまくやっていた、ところもあるのだろう。

しかしそういうところは、「民主制」以外のシステムがその欠点を補完しているのではないか。タイはプミポン国王の権威によって安定が図られていた。最近、あの国がごたごたしているのも、高齢の国王の健康状態が思わしくないのと無関係ではあるまい。イギリスなどの民主制は、エリート層のノブレス・オブリージュによって支えられて来たと指摘されている。

数万人以上の人間がいる共同体になったら、完全な公平と平等に基づく民主制なんて、無政府状態にしかならないに決まっている。為政者と呼ばれようと指導者と称されようと、支配層がなかった時代なんて世界のどこにもない、とマキャヴェリが言っている。

しからばどうせよというのか、という反論は当然あろう。政治体制が切羽詰まった時の解決策、要するに頼る先は、私が思いつく限り、二つある、一つは君主で、上述のようにタイはこの方法で何度か危機を乗り越えた。もう一つは国軍である。トルコなども軍政への移管で危機に対処していたはずであり、2011年のエジプト革命でも、軍が国民の信頼を受けていたことが最後の拠り所となった。その後、国軍と民衆の仲が悪くなったら、また混乱したようである。選挙の度にお祭り騒ぎで、適当な人気取りを叫ぶ三文役者を性懲りもなく選ぶようなフィリピンでも、国家を維持したのは軍参謀総長として信頼を得ていたラモス将軍であった。

よって私は、どうせどうにもならない民主主義は一時棚上げして、政権を陛下と自衛隊に託すことを提唱するものである。幕末に徳川慶喜が行った大政奉還と同じである。乱暴だと言う人は視野が狭い。国家の非常時に、君主が戒厳令を発して軍政を敷く、というのはよくあることだ。それとも今が非常時ではないとでも言うのか？　今上陛下に文句をつける者はいないだろうが、自衛隊だって、この震災や原発事故の処理にあたって、永田町の連中なんかよりはるかに有能で、国民の信頼も得ているではないか。なんだったら、消防や警察もつけるか。

もちろん、陛下ご自身が実務をされるわけではないので、自衛隊トップなどの助言を受けられ、しかるべき人々を任命されるのであろう。なに？　その人選が心配だ？　安心せよ、どう考えたって、菅や鳩山なんかより悪くなることがあるはずない。

ヒトラーは、ワイマール民主制によって選ばれたのであって、軍のクーデターや君主の任命で総統になったのではない。

2　自称リーダー多くして国沈む

難題をわざわざ抱え込む不思議

民主党政権の人事でよく分からなかったのは、ついこの間別のことで更迭された（つまりクビになった）人が再登用されたり、党の職務が不十分に果たせないと判断された人が閣僚になったりと、やたらと敗者復活が早いようであることだが、これは要するに人材が払底しているから仕方がないのだ、と教えてくれる人がいた。「とにかく誰でもいいから名簿に入れろ」と指示されて載っけてもらった比例代表の議員サマなんて、さすがに大臣職は務まるまい。そういうのを除くと役職にでもつかせようか、という人はごく少数で、使い回しをしなければやってられないのはご苦労なことである。「適材」

がいないのだから「適所」に入れようもない。その一方で、田中耕一さんを国会の原発事故調査委員会に入れる、なんて「人事」もあったが、普通に考えればああいう人には本業に全力投球してもらう方が世のため人のためで、専門外の仕事を強いることは「適所」とは言えまい。

私はここで、そういう政権批判をしようというのではない。そんなことは私よりよほど詳しい人がこれでもかとばかりにやっているので、そちらに任せる。私がかねて怪訝《けげん》に思っているのは、どうしてみんなそんなに大臣になりたいのかね、ということである。もうちょっと一般化すると、リーダーになるって、望ましいことなのか？

他の面では地味であるがマキコさんの旦那さんとして有名な人が、防衛大臣になって、早速野党から「失言」をつつかれていじめられまくったことがあった。保護者のマキコさんが必死になって庇《かば》っている姿は心温まるものがあったが、私がテレビで見て不思議に思ったのは、就任要請を心待ちにし、かつ実際に官邸に「呼び込まれた」時の、この新大臣の嬉しそうな姿である。へーっ、この人、なりたかったんだ、物好きな、と誰も言わないのを不思議に思うのは、私がそんなにひねくれているからだろうか？

防衛大臣なんかになったら、並大抵の苦労では済まないのはそれこそ「素人目にも」

明らかであった。ルーピーが滅茶苦茶にしたおかげで、普天間基地移設問題ではアメリカも沖縄も、一旦合意したことなんて嘘のように、一歩も引かない強硬姿勢を取っている。何を言っても言わなくても、やってもやらなくても、非難の矢面に立たされるのは自明である。加えて、この件に関しては誰がどう見ても「戦犯」は明らかなので、さしあたり「自分の仕事ではなくなった」野党自民党は、財政赤字などと違って「自分たちには責任はない」と主張することを正当化し、安心して政権を追及することができる。私だったら、そっちの役をやりたい。

もしかしたら、いまだに「抑止力は方便」だの「やっぱり県外」だの、相変らず病的としか思えない独特の迷走言動を続けるルーピーを沖縄米軍基地で磔にして謝罪すれば、沖縄県民も米政府も、「ああ、こんなバカの言うことを真に受けた自分たちが愚かだった。犬に嚙まれたと思って諦めよう」と考えてくれる……かも知れない。それができないと言うのなら、あんなルーピーの尻拭いなんてまっぴらと私は思うが、こんな難題をわざわざ抱え込んで、みんなにいじめられたいというのはマゾなのか？　そういう嗜好は、やはり家庭で培われたのだろうか。

ついでに書くと、どうしてみんな議員になるのにあんなに必死なのか、も分からない。

いつか総理にでもなって日本を動かそう、もしくは支配しようという「野望」の持ち主は別として、大多数の陣笠代議士は、「風」に乗って一期こっきりの当選で終わるのは明らかである。小泉チルドレンだって、そうだった。それを目の当たりにしてなお、民主党の「風」に乗ろうという人々は、4年後もしくはそれ以降のことを考えなかったのか？　私だったらそんな不安定な職業は願い下げだし、また、私の家内が許してくれるはずがない。「あなた、次の選挙でプーになって、どうするつもりなのよ！」という怒号が聞こえて来そうである。第一、憚《はばか》りながら私が今やっている仕事は、まあこの原稿執筆なんかはどうでもいいが、本業の医者の方は、そんな数年のみの「活動」のために抛《なげう》てるような、いい加減なものではない。

そうなると、議員になろうという人のうち、親の地盤を継ぐのは、まだ落ちたときの善後策が考えられるという意味でマトモな方で、あとは、さしあたって他にやることがない奴、とか、本業が行き詰まっている人間、とか、自分の数年先のことも想像できない連中、とかということになって、「人材」が集まる方が不思議である。学生の頃から熾烈な競争の中に身を置き、定年後の天下りを含めて先の先まで人生設計を考えている官僚と、勝負になるわけがない。

多くの新人議員は税金を歳費としてもらうにあたって、「これから勉強します」とおそるべき無神経な言葉を吐いているが、どうせ職業訓練をするのであれば、すぐに辞めてしまって二度と再びなることのない議員活動の「勉強」なんかするより、国会や党本部の掃除（「雑巾がけ」という言葉もありましたね）でもしていた方が、後々「潰しが利く」のではないか。

話を元に戻すが、本項のテーマはリーダーもしくはリーダーシップである。どうして、こんなことを考えたか。ちょっと前に、私の勤める病院で新卒研修医の採用試験が行われ、私もその面接官に駆り出されたのだが、学生さんたちが書いた履歴書を見て、首をひねってしまったことがあったからである。

学生時代にこれこれのことをやったという「売り」の記載に、みな一様にこういうリーダーシップを発揮した、こういうまとめ役をやった、てなことが書いてある。私の時代は新卒医者の採用試験なんてなかったから詳しくは知らないが、今時はどういう分野でも就職活動での自分の売り込みには「リーダーシップがある」ことの宣伝が欠かせないそうだ。こんなのもアメリカから輸入された思想であろう、というのは容易に想像できる。

だけど、万人がリーダーを目指すべきか、またリーダーシップを持つべきか、なんて書くと、そんなことあるわけないだろ、とどなたも思われるのではないか。そもそも、就職活動とは、新入社員（もしくは新人研修医）になるためのものであって、要するに、「一番下っ端」にこれからなろう、というのである。私が人事部長なら、一番下っ端に、リーダーシップがある奴なんて要らない。さしあたって従順に、言われた通り「ハイハイ」と、ソツなく雑用をこなす人間が必要、と考えるね。

私が救命センターの研修医になった時は、「医者の仕事」なんてほとんどやらせてもらえなかった。指導医たちは、「研修医は我々の足手纏いである」と宣言し、「お前らはナースの手伝いや下働きをしろ」と命令された。駄目押しに「どうせお前らには、そのくらいしかできない」とも付け加えられた。そこで、いや私のリーダーシップは、などと主張しようものなら、即刻クビであっただろう。ちなみに今、私がその時の指導医と同じことを言うとみんなに疎まれるが、私にはこれがどうしても腑に落ちない。

院長すなわち名医にあらず

私は、リーダーが重要ではないとか、リーダーシップが不要であるとかいうようなアナーキズムの主張をしようというのではない。リーダーはもちろん重要であり、無能な指導者が組織をいかに弱体化させるかなんて例は数限りない。また、一人の狂人はそれ自体では害が少なくとも、何かの間違いでリーダーになってしまうとすべてを破壊できる、というのもヒトラーやルーピーが如実に示している。

ただ、みんながリーダーになろう、少なくともなろうとするべきだ、というのはおかしい。人には向き不向きがあって、参謀や兵隊として能力を発揮する場合もある。秋山真之は、東郷平八郎の代わりに艦隊を指揮したいと考えただろうか？　また、東郷司令官や秋山参謀がいかに優秀でも、操舵手や砲術手がダメだったら、やはり海戦には負けただろう。そういう「良き参謀、良き兵卒」は、本来、「良き指揮官」と同格のはずである。これを、「リーダーではないから」という理由で下目に見るから、みんながリーダーシップを売りにしようとするというヘンテコなことになる。

なに？　「良き指揮官」と「良き兵卒」は同格、とはあんまりだと？　ならばお聞きするが、マリナーズのイチローは、チームの監督やGMよりも多くの給料をもらっていたはずであるが、彼は選手だから、つまりチームの中では兵卒で、指揮官は監督である。監督はイチローを出場させないこともできるし、GMはクビにすることだってできるだろう。そしてイチローは、今、監督になりたいと思うのだろうか。ダルビッシュは、レンジャーズのGMにしてやる、と言われたら目が点になったことだろう。

私の知人の事情通によると、谷垣自民党前総裁は人格も政策能力も優れている人なのだそうである。そうすると明らかに谷垣さんは、自らやっているのかやらされているのか知らないが、「ニンにあわない仕事」と苦闘していたのではないか。本来は政調会長くらいが最適任の人物のはずだったのに（これは決して悪口ではない）、個人にとっても組織にとっても、この有様は不幸なことではないか。

中曽根大勲位は首相になる前に「総理大臣になりたいのか」と聞かれ、「横綱になりたくない相撲取りはいない」と答えたという。どのレベルでも政治家イコール管理職と想定するのであればよいが、リーダー以外の「実務」を行っている政治家が圧倒的多数であることを考えると、この比喩は必ずしも適切ではない。本来、横綱は指揮官ではなく、「最も優秀な選手」であり、換言すると「最も強い兵隊」である。だから、どうしても相撲に喩えたいのなら、「相撲協会理事長になりたくない相撲取りはいるか」であり、もっと言えばその上には監督官庁である文部科学省があるから、「文部科学大臣になりたくない相撲取りはいるか」という質問になる。大臣になりたい相撲取りって、どんなんだよ。すぐお分かりのように、「相撲取り」と「協会理事長」とは全く別の仕事であり、初代の理事長は陸軍中将だったそうで、この間も元検事長が理事長代行をやっていた。

私が前に勤務していた病院で、手術を受けた患者さんが、どこかの雑誌に、自分の担当医を絶賛して「この病院ではすべての医局員が、普通の病院なら堂々の院長クラスである」と、寄稿しておられた。書いた方は褒めてるつもりでも、書かれた担当医は嬉しくもなんともない。第一線で働く現場の医者は、「名医」とか「手術の達人」とかを目指していて、「院長」なんて、本業で役に立たなくなった「元医者」の第二の人生、くらいにしか考えていない。ただそういう管理職が高い給料もらってるのはいいとしても、その仕事をしくじると現場が困ってしまうのは癪のタネである。

日本では病院長は医師でないといけないと決まっているが、院長業務なんて医者の仕事ではない。どこかのセンター病院では「院長の職務」として「病院の事務を統括する」と規定してあったそうだ。「事務を統括」するのに医者の技量は必要ない。私は医学部で、養老孟司教授からも誰からも、事務のことなんて教えてもらった覚えはないぞ。

だから、良い医者を厚遇するのに、部長、副院長、院長と管理職にしていくのは愚策である。イチローをコーチへ、監督へと「出世」させるようなもので、折角の医者の知識や技術が事務に埋もれてしまう。本来は管理業務を一切免除して、医療に専念させる方が望ましい。とはいえ世の中は「院長は医者としてエラい」と誤解するド素人が多いようなので、そうしたらたとえば「名医」とかいう肩書を設けておけばよい。もちろん、「名医」の給料は院長よりも上である。

分際と帝王学

ここで繰り返すが、私は、管理職が無駄飯食いだとか言っているのではない。リーダーはきわめて重要なお役目で、そこに不適任者が入ったら、現場の外科医の一人の手術がヘタクソであるのよりも被害が大きいのは、前述の通りである。

最近よく、管理職に「出世」して手術ができなくなったのでその病院をやめてしまい、現場で仕事を続けられる方へ転職した、という外科医の話が出て来る。また、藤原正彦先生は、どこかの教授にならないかと打診され「(事務的雑用が皆無の）助手としてなら行っても良い」と答えた、という数学者の話を紹介しておられた。マスコミはバカだからそういう「現場志向」を持て囃すが、そんなに単純ではない。私は、早くに現場を離れて管理職になり、組織を発展させた外科医（もしくは元外科医）の先生を何人か知っている。「メスを捨てる」という外科医として非常に辛い決断をしてリーダー業務に進み成果を挙げるのは、慣れ親しんだ仕事でそのまま活躍することより、よほど偉大なことだと思う。

しかしまた、柄にもない管理職についたと同時に権力の幻想にトチ狂ってしまって、組織を壊滅状態にした外科医もいた。ことは外科医だけの問題ではないはずだが、どうしてもやはり技術職は管理業務とのギャップが大きくなるのか、外科の先生の方で振幅が大きくなるような印象がある。うろ覚えで恐縮だが、そういうこともひっくるめて、「退官外科教授症候群」とかいうような言葉をどこかに書いていたのは、あのフライング心臓移植の和田寿郎教授だった。

だから問題は、誰をどうやってリーダーにすべきか、ということになる。最初はみんな下働きであり、そこから、医者なら医者の業務を行って、その技量でのし上がる。さて管理職へ行くべきは誰で、「名医」であり続けるのは誰なのか。話が複雑なのは、「名選手必ずしも名監督ならず」というように、現場での能力は管理職の能力とイコールではないが、さりとて両方に長けているものもいて、また逆に、どっちをやってもダメなのもいる。

やはり帝王学というものは、必要なのではないか。つまり、現リーダー（これが無能もしくは不適任ならもう仕方がないが）が部下の中から次のリーダー業務にふさわしいのを選び、それにしかるべき教育を行う。その際、周囲からは不公平だとか、あいつは「現場の仕事」では大したことない、とかいう批判があるかも知れない。また、次のリーダー（に選ばれた人間）自身が、むしろ現場にいたいと抵抗するかも知れない。だけれども人には分、もしくは分際というものがある。それを見極めて登用するのが、最大のリーダーシップであろう。

「分際」という言葉は山本夏彦翁も使ったが、反民主主義的と思われるかも知れない。私もそう思う。そして私は、だからこそ今の民主主義は、リーダーを選ぶのに不適切なシステムだと思わざるを得ない。２０１１年の民主党代表選挙立候補者５人および立候補し損ねたプラス数人が、みんなおのれのリーダーシップを主張する図なんて、悪い冗談でしかない。

もともとその才覚がないものが、無理にリーダーシップを執ろうなどと考えるべきではない。それは人生を諦めろということではなく、外野手イチローもしくは参謀秋山真之を目指せばよいというだけである。

え？　これは私が一向に出世しない言訳だって？　さすが、うちの奥様はよく分かっていらっしゃる。

3　あなたも私もビョーキである

「偏倚」と「疾患」

20年あまり前、私はある病院で上司の部長と二人きりの呼吸器内科に勤務していた。もう、癌の患者には病名を告げないといけない時代だろうなあ、と、おっかなびっくり、当時はまだほとんどなされていなかった肺癌の病名告知を始めた時は、院内でも変わり者のコンビと思われていた。私はまだ20代で経験も浅く、至らぬところも多かったに違いない。患者さんの中にはふさぎ込んで、いわゆる鬱状態と思われる人もいた。それを精神科の先生に相談した時に、冷たく言われた台詞は忘れられない。

「これは病気ではありません。癌と言われて落ち込むのは正常の反応で、精神科的に全く異常はありませんからどうしようもないです。癌の方を治して下さい」

その後、精神科でも「リエゾン精神医学」というものが広がって来て、正常な人間が強いストレスに晒された時の精神的な問題点について相談に応じてくれるようになった。進行癌の場合では、癌と言われて落ち込むのは「正常」にしても、その後気持ちの切替ができずにずっと抑鬱状態が続くのは「適応障害」と言われ、その一部は本物の「鬱病」になってしまうと。

どうしてこんなことを思い出したかというと、中嶋聡先生が最近出された『「新型うつ病」のデタラメ』（新潮新書）を読んで、何十年かぶりに、あの時に突き放されたのはそういう意味だったのかと得心したからである。

鬱病の疾患概念を確立した精神医学史上の大家たちは精神的異常を「偏倚《へんい》」（かたより、正常と連続する量的な異常）と「疾患」（なんらかの身体的な異常による、正常とは一線を引かれる病気）に分けた、という。そして鬱病の場合、ストレスが原因にはなったとしても、「なんでそこまでの状態になるのか分からない（了解不能）」のが「疾患」つまり鬱病で、さまざまな外的要素の延長では理解できない「断絶」が存在する。これに対して、「そういうことがあったらウツになっても仕方ないよなあ」と「了解可能」なのは疾患ではなく、「偏倚」にあたる。

中嶋先生は、最近世の中に爆発的に増えている「新型うつ病」、つまり、仕事はできないが遊ぶことならできる、鬱病に特徴的な自責観念がなくて他罰的、というようなのは鬱病とは別物で、その意味で「疾患」ではなく、「抑うつ体験反応」という用語を使われている。さらに、彼女に振られたから、もしくは上司に叱られたから落ち込んだ、という、あったりまえ（正常）じゃんそんなの、というのまで自分が病気（鬱病）だ、と主張する「患者」が増加する傾向に警鐘を鳴らしておられる。

これを読んで、癌の告知を受けた患者さんとはシチュエーションは違うが、ああそうか、これが正常―適応障害―鬱病の違いということか、そして、私が長年恨みに思っていたあの精神科の先生と私の違いは境界線の引き方であり、向こうが正常&適応障害 vs. 病気（鬱病）、こっちは正常 vs. 適応障害&病気、ということだったのだな、と思い至った次第である。となると、私の方が、今の状況に置き換えると「新型うつ病も鬱病である」という立場をとっていたということになり、そう考えるとこれはちょっと反省すべきことだったのかも知れない。

さてあらためて、であるが、「新型うつ病」という代物については多くの方がご存知と思う。確かに精神的には抑鬱状態にはあるらしいのだが、診断書をもらって休職している一方で遊びや旅行には行ける、なんて、傍目には仕事やプライベートの不満ないし挫折をきっかけにしたわがまま、もしくは根性なしにしか見えない。こういうのについてこの、「偏倚（量的な異常）」と「疾患（質的な異常、病気）」という分類は、分かりやすくて有用のように思える。中嶋先生が「新型うつ病」を「偏倚」の方の「抑うつ体験反応」という分類にされたのは適切であると、僭越ながら素人の私も考える次第である。

これは別に、「偏倚」の人は放っておいても構わないという意味ではない。単に「昨日、彼女に振られた」と落ち込んだ「正常」な奴が会社をさぼっているのは論外としても、「新型うつ病」の「患者」だって、本人はやはり辛いらしい。癌と言われて適応障害を起こし、抑鬱状態にある人は尚更である。なんとかしてあげたい。ただしそれは、「疾患（病気）」ではないので、薬物でもってどうこうというよりも、周囲の環境とか本人の努力とかによるところが大きくなる。「癌をもちながらでも前向きに生きて行こう」という態度を向精神薬に頼って作る、というのは、どう考えても無理がある。それ自体「病気」ではないのだから。

逆に、「疾患」は正常と連続性がないのだから、本人の努力でどうこうというのは無理である。ここは確実に分けなければいけない。以前、「新潮45」で、「落選させたい政治家12人」という特集があった。12人の一人一人について論客が、いかにそいつが強欲で無能で危険で（以下略）、落として然るべき者であるかを力説しているが、中で一人だけは非難される筋合いがない。言うまでもなく、鳩山元首相である。福田和也氏が、此奴は一般的な水準と数億光年かけ離れて非道《ひど》いと口を極めて論難しているが、一般に、この「かけ離れていること」こそが「偏倚」ではなく「疾患」であることを示す特徴なのである。そして、「疾患」をもつ人をその故に責めることや、また、その性質上「病識がないこと」を非難することは不適切なのは言うまでもない。

どこからが「病気」か

すっかり申し遅れてしまったが本項の主題は、「病気とは何か」ということである。

ここで一旦精神科的疾患から離れて、身体の病気について、上述の「偏倚」と「疾患」の概念をキーワードに残しながら考えてみる。

一番分かりやすいのは結核みたいな感染症であって、正常との連続的な「偏倚」の状態というのは考え難い。「結核菌なくして結核なし」という言葉がある。これを当然と考えるのは、我々が知識としてそういうことを弁《わきま》えているからである。ロベルト・コッホ以前は、結核とは不衛生や栄養不良等といった複合的な環境、ないし宿主（患者となる人間のこと）の要素によって起こるもので、結核「菌」なんてものがあってそれが病気の唯一の原因だなんて、単純バカの発想だと思われていた。もちろん、結核菌を持っていても症状として出ない（不顕性感染）ものもあるが、それは病気の中で重症度に違いがある、というだけのことである。

癌もまた「疾患」として何の疑問も出ないだろう。癌によっては良性腫瘍との区別が難しいこともあるし、また良性から悪性への移行形みたいなものもあって、臨床的な対応、つまり治療をするかどうかについては議論が分かれることがある。すなわち、連続的な「偏倚」の中での境界線の引き方に問題が出るのである。その一例が、近藤誠先生の「がんもどき理論」であるが、ここでは立ち入らない。ただいずれにせよ、腫瘍であることは明らかに質的な（正常との連続性がない）異常であって、それを特徴づける例えば細胞の遺伝子の変化だとか、体内での性質（不死、転移、無制限の増殖）を持つので、病気の中でもたちが良いのか悪いのか、重症か軽症かという区分は出るにせよ、「疾患」であること自体についての異論はなかろう。

狭心症や心筋梗塞も当然「疾患」であって、動脈硬化やその他の理由で血液が回らなくなり、心臓が働かなくなるのだから病気である。年をとればみんなそうなる、とかいうこととは関係ない。

それでは、その狭心症等を引き起こす動脈硬化は症状にならなくてもやはり「疾患」であるとして、それを引き起こす原因の一つである、血中コレステロール値が高いとかなんとかいうもの（高脂血症）はどうか、と考えると、ちょっと微妙になってくる。

高脂血症にはいろんなパターンがあるが、話が複雑になるし本項の論旨と直接の関係はないので、単純にコレステロールが高いと良くない、ということで進めて行く。検診でひっかかって、あなたはコレステロールが高いから「高脂血症」という病気である、よって、生活習慣を改善するとともにこの薬を飲め、なんて言われた方は多かろうと思う。ただ、自分はそのことによって、少なくとも現状ではなんともない。放っておくとまずい、ということは理解できても、そのこと自体「病気」と言われるのは釈然としない。隣人はコレステロール220だから「ちょっと高めであるが大丈夫」とか言われた。自分は250で「病気で、薬を飲め」だと？　どこがどう違うのよ。この疑問はまことにもっともである。

コレステロールを低くする「薬」を飲んでも、「患者」の症状が良くなるわけではない。症状なんて、元からないのだから良くなりようがない。なんのために飲むかというと、高脂血症が動脈硬化になり、ひいては狭心症のような心臓の病気や、脳梗塞のような脳の病気につながるからで、そうだとすると薬の目的は「予防」ということになる。これはおかしい。すでに起こってしまった「病気」は「予防」するのではなくて、「治療」するものである。コレステロールが高いという病気を「治療」する目的が、心臓や脳の病気の「予防」だとすれば、後者は本物の「病気」もしくは「疾患」であっても、前者は本来の意味では「病気」ではないのではないか？　それに第一、220と250の間に、どうして境界線ができるんだ？　結核菌があれば異常で、なければ正常、とか癌細胞があればまずくてなければ大丈夫、とかいうようなのが「病気」だと思っていたが、これってそれとは次元が違うのではないか？

これはつまり、正常と連続する量的な異常である「偏倚」を、質的に飛び離れた異常状態の「疾患」と直接的に結びつけてしまったために起こった齟齬《そご》であろう。誰が結びつけたかというと医者に違いない。

ではなぜに結びつけたか。狭心症や脳梗塞というような本物の「疾患」を予防するために、「予防」という言葉ではなかなか患者は言うことを聞かないから、その「偏倚」の状態そのものを「病気」ということにしてしまって、「あんたはビョーキ」なのだから「治療」しないといけない、と脅す必要があると考えたからではないかと思われる。

「メタボリック症候群」なんて、そういうことでできた代表的な「病名」であって、腹の周りが何センチ、なんてことで「あんたはビョーキ」とか言われるのは、本来大きなお世話である。何を隠そう私もそろそろ基準を突破しつつあり、わが娘にパパも病気になったと騒ぎ立てられるのが不本意である。それは病気のように名前をつけられているが、「偏倚」に過ぎないのだから云々という説明は、面倒だからしない。いいよ、放っておけという台詞に娘は不満そうだが、なに、本音は見た目が気になるだけだろう。

一定の「偏倚」の状態をこういう「病気」と決めた基準には、もちろんそれなりの科学的な根拠はある。しかし素人目には恣意的としか思えない線引きで、無理矢理「ビョーキ」にしてしまったようにも思えてしまう。これを世の中には医者が病人を増やして金儲けをするためだと非難する向きもあるが、そこまで悪意をもたれては身も蓋もない。あくまで（本物の）「疾患」の予防のため、換言すれば「病人」を減らそうという努力であるのは認めて良いと思う。ただ、意図的にかどうかは別にして「偏倚」と「疾患」をまぜこぜにしてみんな「ビョーキ」に一括りしてしまった。これにより「病気」と言われて焦った素人がメタボ「症候群」を「治療」しようとしてマラソンを始めて心筋梗塞で亡くなってしまった、というような気の毒な事態が起こる素地を作ってしまったことも否めない。

「悪人」か「病人」か

以上を前振りとして、ここで話はいきなり変わる。世の中の悪とは何か。私は、「落選させたい政治家12人」のうち、鳩山元首相だけはあまりに「かけ離れて」特異であるから非難される謂《いわ》れはないと書いた。そうすると、正常と隔絶してぶっ飛んだ「悪」（「愚」でも「醜」でもいいが）は病気であって、「了解不能な」極悪人はむしろ気の毒な「病人」ということになる。そして正常に近い、「正常と連続的につながっている」

ものが「悪」として糾弾や処罰の対象になる。それってアリか。極悪非道の罪を犯したものが精神疾患により「本人に責任能力なし」として無罪、という報道があるたびに我々が感じる不条理さは、要するにそういうことである。だったらヒトラーだって、どう考えてもぶっ飛んだ「悪」で、そうすると「可哀想な病人」なのか？

猟奇的犯罪者の脳を最新の科学で調べると、異常が見つかることが多いという。それは見つかるだろう。上（？）はヒトラーやオウムの麻原から、下はどこかの芸人にくっついていた「霊能者」なんかまで、およそ「こいつはまともでない」というのを徹底的に調べれば、どこかに「異常」が見つかって不思議はない。「悪」の程度が甚だしいほど、見つかる可能性が高くなる。そして今の技術では発見できなくても、いずれ見つけ出す検査手法が必ず出て来る。みんな「ビョーキの故」で仕方ない、のか？

もう一つ。百歩譲って、そういう「疾患（質的な異常）」による「悪」を病気として扱うとする。仮に、ヒトラーの脳を解剖してみたら脳腫瘍が見つかった、とかいうことになると、釣られて動いた周囲はともかく、少なくともヒトラー個人は「責任能力」が怪しくなる。しかし、「新型うつ病」のような「偏倚」までみんな「疾患」と同一に扱ってしまうと、世の中からは善悪とか自己責任とかがなくなってしまう。まさかそんなことは、と思われるであろうが、油断できないことには「なんでもビョーキ」説にはもう一つ、「遺伝子がどうこう」という有力な援軍がついている。ここまで考えてから「病気」と「悪」に戻ることにする。

「疾患になりやすい」遺伝子

ここで出て来て、さらに話をややこしくするのが「遺伝子」である。遺伝子とは何ぞやを詳細にご説明するスペースはないので、お分かりになりにくい向きは以後これを「体質」と読み替えていただいても結構である。もって生まれた遺伝的な体質によって病的な状況が出現するのであれば、たとえばコレステロールが高くなる遺伝子を持っているということが、癌細胞の「ありなし」に相当する質的な（連続性のない）異常とイコールになる。もし「偏倚」についてそれに対応する遺伝子異常があったとすれば、一見正常と連続性のありそうなその「偏倚」も、実は正常とは明確に区別されるべき「疾患」ではないのか。

ここでちょっと余計な解説を入れると、遺伝子というのは身体を作る設計図のようなものであり、設計図にないものは作れないが、設計図にあるからといってそれが全部作られるとは限らない。遺伝子情報（遺伝子型：ジェノタイプと呼ばれる）が発現して身体を形作るものに反映される（表現型：フェノタイプと称される）までには、その途中でさまざまな制御がかかり、その制御系の異常によって「偏倚」や「疾患」が生じることも多い。しかし話が面倒になるし、本項の趣旨と直接関係はしないので、ここではそういう遺伝子があると「異常」な表現型になってしまう、ということで話を進める。

この「もって生まれた遺伝子の異常」という話をさらに敷衍《ふえん》する。「新型うつ病」と称される状態が見かけ上「偏倚」（中嶋聡先生によると「抑うつ体験反応」）であって、薬物治療などよりも環境や本人の努力で修正していかなければならないように思えても、その裏にはそうした遺伝子異常なり体質なりがありはしないか。となると、それはやっぱり本人の努力なんかではどうしようもない「疾患」、つまり「病気」なのではないか。ここでめでたく筋が繋がってしまう。

そのような、かくかくの「疾患になりやすい」遺伝子、という研究はあらゆる分野でなされ、次々と発見されている。既にご紹介したように、かく言う私も、北海道大学やがんセンター研究所の共同研究者とともに、こういうのを研究していた。２０１２年には日本人で肺の腺癌（最近増加傾向にあるタイプの肺癌）になりやすい遺伝子、というのを新規に発見し、「ネイチャー・ジェネティクス」誌に論文発表している。もちろん、そういう遺伝子があれば即、肺癌になるとか、なければ癌にならないとかいうほどのものではないが、それにしても、「なりやすい、なりにくい」くらいの体質が遺伝子で、つまり、生まれ落ちた時にすでに決まっているとしたら、そこのところは本人には如何《いかん》ともしがたい。

もう一ついでに言えば、ご存知の通り肺癌は喫煙との関連が非常に強いものではあるが、これも数年前に私は北大と共同で、ある遺伝子が肺癌の発生に加えて喫煙習慣とも関連することを明らかにしている。つまり、これこれこういう遺伝子を持っている人はタバコが吸えない（吸ってもすぐに「ごちそうさま」になってしまって本数が増えない）、それに引き替えこういう遺伝子の持ち主はいくらでも吸えてしまう、というのである。こうなると、本来自分で決断しているはずの喫煙行動でさえ、親からもらった体質で規定されてしまう、という話になる。

これしきのことで驚いていてはいけない。２０１２年２月に、京大精神医学のドクターたちが、人の不安や意欲に関わる脳内の神経伝達物質ノルアドレナリンの働きを抑制するタンパク質が少ない人ほど、ギャンブルに慎重な姿勢をみせるということを発表した。ノルアドレナリンは、「負けたらどうしよう」と緊張した場合等に脳内で分泌されるそうだが、この抑制タンパク質の少ない人は、脳内でノルアドレナリンの作用が続き、「負けたら……」という不安がなくならず、ギャンブル参加への判断が慎重になるのだという。そうなると、これを裏返しにして、ギャンブル依存症に陥りやすいタイプの特定や治療に繋がる、ということらしい。

もしこの事実が確認されたら、次は間違いなく、そういう人はかくかくの遺伝子がある、もしくはないので当該脳内伝達物質の過剰や不足になるのだ、という研究が出て来るであろう。そうすると、ギャンブル依存症も、本人の意志や根性の問題ではなく、脳内の神経伝達物質の組成や作用の「偏倚」、そのまた原因は特定の遺伝子を持つか持たないかという質的な「異常」すなわち「疾患」、ということになって、これまためでたく「病気」という話になる。本人は何も「悪く」はなく、ビョーキであるのだから「治療」の対象になる。もし仮に治療法がないとしても、病気が治らないのは治せない側が悪いのであって、病人の責任ではない。それでいいのか？

自己責任はどこまでか

私たちは、何かの「悪」に対して、これは本人が悪い、とか、他の状況のせいであって本人には責任はない、とかいう判断を下す。前者の場合、本人は「処罰」の対象になるが、後者であれば本人はむしろ気の毒な被害者ということになって、もしそれが「病気のため」ということであれば「治療」の対象になるのである。

その目で眺めてみると、我々は多くの場合、「どこに責任があるか、誰が悪いのか」を、「疾患」と言えるのかもしくは「偏倚」に止まるか、を念頭において考えているのではないか。

ＡＫＢ48の総選挙は、ＣＤを買うと「選挙権」が与えられるのだそうで、オタクと称される熱狂的なファンたちは、一人で何十枚も買っているそうだ。我々から見ると明らかに異常なのだが、キャンディーズにもピンク・レディーにもそういう熱狂層はいたし、演歌歌手や韓流スターを追っかけるおばさんも多い。だから、あの程度は人間の心理として「偏倚」の範囲内で、よって買いまくるオタクは自己責任、そしてこれにつけ込んで阿漕《あこぎ》としか思えない商売をしている秋元某には非はない、のである。

その一方、携帯ゲームの会社が、射幸心を煽って利用者にどんどんカネを使わせる、ということが問題になった。コンプガチャとかなんとか、１回ごとにランダムにカードが出て来る籤を引かせ、一揃いのセットにすると偉いのだか達成感があるのだか知らないが、まあそういう何らかの「良いこと」がある。ところが10枚からなるセットを揃えようとするのに、最初は10枚のうちどれが出て来ても良いのだが、揃うに従ってまだ持ってない、つまり「次に欲しいもの」が段々少なくなり、当然それが出る確率も低くなり、数多く籤を引かねば当らなくなる。その分カネはどんどんかかるが、なにせ途中まで揃えたものを断念するのは心理的に難しく、撤退するのは残念である。かくして深みに嵌めるというのだが、これもなかなかにうまい引っかけ方である。

これで儲けた携帯ゲーム会社は、景品表示法とかいうマイナーな法律に抵触する恐れがあると指摘されて「自粛」したらしいが、これによって社長が逮捕されたの、会社が捜索されたのという話は聞かない。つまり、これは利用者側のなんらかの「疾患」などに乗じたものではなく、誰しもが持つ人間の弱みというか心理的な特性を「合法的に」突いたのだから、「悪い」のは利用者側なのである。仮にこれが、認知機能に障害のある「病人」を相手にした商売であったとしたら、利用者は非難されるべきではなく、病人を食い物にした会社の方が悪いのは当然である。

この一件で会社が社会から批判を受けたのは、多額の金をつぎ込んだ利用者の多くが未成年者だったからで、それは判断能力において「疾患」をもつ者と同程度に低い、と考えられたから、ということになる。無論、その場合にそういう「判断能力が（病的と同等に）低い」未成年者を守るのは親の責任ではないのか、という議論も出て、そうなると「被害を受けたのは（親とセットになった）自己責任」という話になるであろう。

またここで余計なことを書くと、未成年の犯罪者は、判断能力において成人と連続しない（つまり「偏倚」の範囲を超え、「疾患」に相当する）と看做《みな》されたら「悪くない」、むしろ「犯罪者もまた（己の未熟さによる）被害者」ということになる。これにより少年法で「守られる」のである。しかし、成人と連続性がある「偏倚」の範疇であれば、未成年者といえどもれっきとした犯罪者であり、自己責任が問われる「悪いことをした」ということになる。この線引きを20歳で一律に定める、というのはどう考えてもおかしい。常識的には、16歳や18歳と20歳の間にそんな断絶があるはずがない、と私は考える。世の中の「人権派弁護士」の方々は「（少年法で）決まったこと」に疑問を挟むのはケシカランとお考えのようであるが、これは役人が「規則」に盲従するのと瓜二つだね。

いずれにせよ判断能力が少々劣っていても、「偏倚」の範囲内で病的ではないと看做されれば、その結果は自己責任である。明らかに「病的」なパチンコ依存症であっても、成人である限りそれは本人の問題である。だから、さんざん稼いだ上でその客が破滅するのを傍観するパチンコ屋は何も悪くないのである。

ところが、その「偏倚」がすべて遺伝子「異常」によるものとしたら、行動（表現型）の異常はみな「ビョーキ」なのであって、本人には責任はなく、治療をしないといけない。当然のことながら、現時点で原因「遺伝子」が見つかっているかどうか、は「異常」の本態が「病気」であるのかどうかと直接の関係はないので、この論法を押し進めると、世の中の好ましからざることは悉《ことごと》く病気のなせる業で、すべての「悪」は処罰の対象ではなく、「治療」をこそすべきだという結論になる。

そのうち、怠ける遺伝子、欲張りな遺伝子なども発見されるかも知れない。私は昔から研修医を面罵することで有名であり、家内からはそのうちパワハラで訴えられないかと心配されているが、なに、そうこうしているうちに私が「パワハラをする遺伝子」の持ち主であることが証明されれば、こちらに責任はなくなる。すべてはビョーキ、もしくはもって生まれた病的な性質のせいで、それがイカンというのであれば、治してくれよ。

ここまで来ると、冗談ではない、とどなたも思われるであろう。だが、「悪」をなした側の要素に配慮を続けると、論理的にそうなる。未成年の犯罪者は守られるべきなのか？　新型うつ病の患者は、ひたすら気の毒な病人として手厚く治療されるべきなのか？　意志懦弱《だじゃく》にしか見えないニートは、生活保護を受けて当然なのか？　彼らが、その金をパチンコに注ぎ込むのも、理解されるべきなのか？　私の申し上げていることが暴論だとおっしゃるのであれば、罰せられるべき「悪」は成立しない、という私の今までの論理はどこで断ち切られるべきなのか、をお示しいただきたい。

弱者であろうと病者であろうと

弱者に優しい社会は美しいと私も思う。しかし、誰も彼もが自分は弱者だと主張する方が楽である、トクになるという社会が長続きするとは思えない。私は近い将来、日本の財政破綻のために、ある臨界点を超えたところで、今まで保護されるべきとされてきた弱者（病者を含む）が一気に「自己責任」を問われ、どうかすると「悪」であると糾弾されてしまうことにならないか、と本気で心配している。先日ユーチューブで往年のツービートの漫才を見たが、たけしが「来年から80歳以上は死刑になりますよ」と言い放っていた。我々にはこれを、荒唐無稽な「ギャグ」として笑い飛ばす余裕があるだろうか。

弱イコール悪であるという社会は別にSFの世界にあるのではなく、アメリカは現実にそういう社会である。というよりむしろ、この逆ですべての「悪」が処罰でなく治療の対象、という方こそ、考えてみればよほど背筋が寒くなるような不気味にSF的な話ではないか。中国や旧ソ連で「反革命」の「悪者」を思想改造しようとしたことを彷彿とさせる。ジョージ・オーウェルの『1984』の世界でもある。もちろん私はそんなところに住みたくはない。しかし、アメリカ的な社会も嫌である。ただしそれを回避するためには、弱肉強食の思想を拒否するというだけでは絶対的に不十分である。弱者であろうと、病者であろうと一定の負担もしくは責任があるということを認めていかねばならない。

最後に、私が「癌になりやすい遺伝子」を研究してきたことを正当化せねばなるまい。私たちは別に、そういう遺伝子を見つけてそれを「治療」のために操作しようとか、もしくは子供の選別に使おうとか、そういう意図はもちろんない。第一、我々が見つけた遺伝子の違いでは、せいぜい発癌のリスクが2割増になるかどうか、という程度であって、癌になる「異常な」遺伝子、というほどのものではない。こういうのは遺伝子多型と言って、たとえばＡＢＯ血液型と同じように、本来はどっちが正常でどっちが異常というものではなく、ただそういう性質（の傾向）と関連している、というだけである。

それでは、なんのためにそういう研究をするか。一つは、そういう人で癌ができやすいということは身体の中でこれこれこういう良からぬことが起こっているから、という分子メカニズムを解明し、予防策のとっかかりを見つけるため。もう一つは、そういう「なりやすい」人は、他の人よりも気を付けて、たとえば特に検診を受けた方がよい、と勧めるためである。逆に、仮に「なりにくい人」は検診を受けなくてもよい、ということになれば費用の節約にもなる。

予防策にせよ、検診にせよ、そういう遺伝子的「偏倚」をもつ人は、余計な努力を強いられることになり、不公平である。ただ、世の中は元々不公平で不条理なものであって、そこから本物の「疾患」にならないように留意する、もしくは努力するというのは、やはりそういう人たちの自己責任に帰するのではないか。いくら大元が、もって生まれた性質に起因して、「親を恨む」べきことであったとしても、そこから先まで「自分のせいではない」と主張するのは、大袈裟に言えば人間の尊厳に矛盾するのではないか、と私には思えるのである。

4 「信じる」者は救われない

有権者は進歩しない

政治、とりわけ選挙に関して素人目にも自明と思われることが、マスコミの報道においてはいくつか抜けているようなので、ここに書き留めておく。

第一に、次の選挙で、議員の質は良くならず、従って政治の質も、良くならない。今の代議士さんたちは、ご自分の職を失うかどうかが唯一、最大の関心事のようにお見受けする。そうでなければ誰それの下で選挙が戦えるの戦えないの、選挙区改定で定数削減は認められないの、という議論は出て来ない。どうせ最長で、あと1年もない任期だから、見苦しいことせずに潔くハローワークに通った方がよいのに。しかし残念ながら、次の選挙で彼らの相当部分にとって代わるであろう人たちも、同じような能無しであろう。

理由は簡単で、選ぶ側が２００９年にルーピーを首相にした、もっといえば、その４年前の郵政選挙で小泉政権に圧倒的支持を与えた、同じ有権者だからである。人間は数年で急に賢くなるわけはないから、あのとき選ばれたのがロクデナシなら、次に選ばれるのもやっぱりロクデナシである。もちろん、有権者に多少の入れ替わりはあろうが、「入った」側の若年層が我々の世代より段違いに賢いとは、私には思えない。

なに？　あなたは違う、とおっしゃるか。今回ばかりは本当に目が覚めた、心を入れ替える、だと？　心を入れ替えても、脳味噌が替わらなければ、また別口に騙されるだけではないかと思うが、そういう角の立つ言い方はやめよう。では、あなたはこの数年の経験で、賢くなったとしよう。しかし、民主主義は多数派によって決まり、世の中の多数派はそうではない。あなた一人が賢くなったからといって、衆寡敵せずである。

何より証拠に、室蘭のあたりの選挙区では、ルーピーが「苦戦」している、と伝えられた（最終的には出馬しなかったが）。

驚くべきは「苦戦」ということ、つまり、当選の見込みがまだかなりあったわけで、その時点であの人に一票を投じよう、という神経が私には分からなかった。彼をまた代議士にしようという相当数の室蘭の人々は、本物の馬鹿だと断定して差し支えない。そしてあの選挙区にルーピーウィルスによるコルサコフ症候群亜型（仮称）がエンデミック（風土病）となっているのでなければ、そこの何割かが救い難く愚かだ、ということは日本中の何割かもそうであろう。とてもあなた一人が「目覚めた」からといって、太刀打ちできるものではない。

第二に、もうちょっと具体的な話になるが、橋下市長率いる維新の会とやらに集結する人間は、もしくはそこに接近する集団は、間違いなくクズばかりである。理由はこれも簡単で、有為の人材が橋下市長を触媒にしてぽこぽこ生まれて来る、なんてことが起こるはずはないからである。もしそうなら、今までそういう人たちは何をしていたのか。古来、「野に遺賢なし」という。

私は、橋下徹という人の評価については分からないので差し控える。ただ、ああいう勢いのある「旗の下に集結する」輩にはカスしかおらず、勢力衰退の兆しが出て来るとそのうち雲散霧消してしまう、てな類の話が三国志などにいくらでもある、ということは知っている。

よって私は、本気で橋下徹の「改革」に賭けようと人々が思うのなら、彼に群がる有象無象に議員の職を与えて税金で養うような無駄をせず、授権法でも作って本物のヒトラーみたいになってもらうしかないと考える。それは、さすがにあんまりと思われるか。私も思う。だから私はむしろ、陛下と自衛隊に大権を返上すべきだ、とすでに書いた。

信用される条件

それはともかく今や橋下市長は希望の星で、だから何を言っても好意的にとられる。不倫の釈明まで対応が潔いとか褒められて、なんだか「週刊文春」は橋下さんの株を上げるのに貢献したかの如くであり、文春は悔しかろう。もっと悔しいのは、同じように女性問題を含めて文春に叩かれた小沢一郎氏ではないか。小沢さんは逃げるばかりで、まともに対応しないからだという批判もあるが、表に出て釈明したところで間違いなくバッシングの嵐に晒されていただろう。デフォルトとして橋下徹はベビーフェイスで、小沢一郎はヒールなのであるから、このハンディキャップは如何ともし難い。

塩野七生さんによると、イタリアで教えられているリーダーの条件には五つあって、その一つは「説得力」だそうだが、説得力はもともとみんなにどう思われているか、であらかた決まってしまう。好意を持たれていれば、ワンフレーズでも「カッコいい」のである。

ここでは「信用される条件」ということについて考えたいが、すでに結論は出ている。もともと好かれているかどうか、である。

人の評価は、好意を持たれているかどうかで決まる。多少おつむの弱い女優さんなんかが人前でヘンなことを口走っても、好感度が高いうちは「天然」とか言われて、どうかすると拍手喝采を浴びる。落ち目になると、あからさまに「アホ」と言われる。

先日、病棟業務で助けてくれたお礼として看護婦に、海外の学会に行ったついでに免税店でシャネルの口紅を買って帰った。その時、「口紅をプレゼントする時の口説き文句って知ってるか？」「知りません」「これをつけて、ちょっとずつ僕に返してくれ、っていうんだよ」と教えてやった。これなんか、好意を持たれていれば殺し文句になるのだろうが、そうでなければもろにセクハラでアウトである。セクハラとは相手側が「不快に思うかどうか」が判断基準なのだから、行為の主体は生殺与奪の権を握られたも同然で、不公平極まりない。

え？　私はどうだったかって？　そのナースには大ウケして、隣にいた同僚ともども身を捩《よじ》って笑い転げていた。私は満更、嫌われているわけでもなさそうである。しかし、こういう危ないことを、良い子は真似しちゃいけません。

何を言っても叩かれるときは叩かれ、許されるときは許される。私は、野田首相が反原発のデモを「大きな音だね」などと言ったとかでボロクソに非難されるのを見て、総理大臣というのはうっかりものも言えないのだな、と同情した。あんな台詞に深い意味なんてないだろう。良いか悪いかは別にして、「（安保反対デモはうるさいが）後楽園球場はいつも通り満員だ」と嘯《うそぶ》いた岸信介と全く違うのは明らかである。賭けてもよいが、「大きな音」と言ったのが人気絶頂期の小泉純一郎だったら、みんな「ものに動じない。すごい」などと感心していたはずだ。

同じ人が言っても、好きか嫌いかによって、発言の説得力は１８０度異なる。石原都知事なんてその代表で、彼の言うことはその乱暴な表現まですべて支持する層と、何を言っても犬畜生のように扱う人たちと、きれいに分かれている。前者がある限り、石原都知事は好き勝手にものが言えるので、これを羨んでいる政治家はさぞかし多いに違いない。

反原発の「御意見無用」

そういう、「この人の言うことは絶対に正しい」もしくは「こいつの言うことは絶対にダメ」という態度は、望ましいことではないにしても、分からないではない。私だって、福島瑞穂は何を言っても間違っていると思っている。またルーピーは、その病気の性質からして発言はすべてランダムつまり出鱈目で、その意味で正しいか正しくないかの確率はフィフティ・フィフティのはずだが、彼が口にするだけで反射的に誤っている、とまず考えてしまう。

このような属人的判断基準よりももっとまずいのは、どんな奴が言っても「それについては絶対的に正しい」もしくは「間違っている」という態度である。宗教的な原理主義なんかはこの代表的なものであって、八百万の神の中に釈迦もキリストもすべてぶっ込んでしまう日本人は、こういうのが苦手である。妊娠中絶に反対して、産婦人科医を殺しにかかる連中はキチガイだと思う。欧米の狂信的な反捕鯨運動や環境団体に対しても、こんな奴らと話なんてできない、自分たちはもっと理性的だと思う。ところが宗教もしくは神がかりを離れると、我々も往々にしてその陥穽に嵌る。ご意見無用、聞く耳持たないというのは、日本人では五・一五事件で犬養首相を暗殺した将校たちだけかというと、そうでもなさそうである。

私は肺癌を専門とする医者であり、喫煙の害を説くのについては人後に落ちないが、最近の嫌煙運動の過激さには否定的だというのは、拙著『偽善の医療』に書いたからここでは繰り返さない。近頃では、そう言ってはなんだが、反原発運動でこういう「絶対に正しい、間違っている」というのが目につく。ほとんど「愛国無罪」レベル、とは言い過ぎか。

電力供給の将来に関する意見聴取会で、中部電力の社員が、「福島の事故で人は死んでいない」と述べた上で、原子力発電を擁護する主張をした。彼は自分の立場を明確にして、堂々と意見を展開したのであり、少なくとも事実と反することは言っていない。従って、その見解に賛同するかどうかは別にして、聴取会の趣旨からして拝聴すべきであるのは当然である。しかし嵐のごとき反原発のバッシングに遭い、ついには政府側が電力会社の社員を締出すという措置に出た。世にヴォルテールの名言として伝えられる「私はあなたの意見には反対だ、だが、あなたがそれを主張する権利は命をかけて守る」という言論の自由の理念など、どこにもない。私は、逆風の中で実名を晒し、公衆の面前で発言をしたこの社員を立派だと思う。それがもし会社の意向を汲んだものだとしたら、現在只今世間から忌み嫌われている組織を自ら代表したのだから、もっと天晴《あっぱ》れである。

電力会社の人たちは利益相反があるから、そういう公共のヒアリングにはそぐわないという。利益相反があるのは当たり前で、「一般の」人だって、原発から利益を受けた側、被害を受けた側、電力に頼る度合いの強い人弱い人、さまざまなのは当然で、その調整のための聴取会なのではないか。

その一方、反原発集会で坂本龍一が言った、「たかが電気のために云々」などという台詞は、紛うことなき暴言である。今、電気が無くなったとしたら10分以内に死亡してしまう人は多数存在する。それが分かった上で、そういう人間はすでに寿命が尽きているのだから諦めて死ね、というのなら、私は個人的に反対だが、話の筋としては通る。しかし、坂本さんもこの大見得に喝采を送った聴衆も、そこまでの覚悟があるとは思えない。

もっと興醒めなのは、鳩山元首相がしゃしゃり出てきて反原発の演説をぶち、首相官邸に突入したことに「歓声を上げた」連中がいたらしいことである。あんたらは反原発と言えば、猿でも狂人でもルーピーでも良いのか、と思ったのは私だけではあるまい。あれで、あの運動はかなりの支持者を失ったはずだ。運動のリーダーは、ああいう害なす人間をすぐに拉致幽閉すべきだったが、そこまで知恵が回る者はいなかったらしい。これでは烏合《うごう》の衆と言われても仕方がない。

反原発が反電力会社になり、いまや東電の関係者は、福島の後始末に携わる作業員に至るまで差別や悪口雑言にさらされ、精神的に参っている人も少なからずいるという。仮に、電力会社がすべて敵だとするのなら、では我々はどうやって電気を受けることができるのか。水や電気の安定供給には多くの専門家の努力が必要だなんて、当たり前すぎて指摘するのもバカバカしいが、皆さんお忘れになっているのではなかろうか。私は、電力会社の社員を敵視する発想は、安保闘争の時代に映画館の暗闇で自衛隊員に「税金泥棒」と罵ったのと同じだと思う。ライフラインや平和の維持は、当然のことなのか。当然と錯覚するくらいにしてもらっているのは、誰のおかげか。

私でなくオルテガ・イ・ガセットが言っている。「彼ら（大衆）の最大の関心事は自分の安楽な生活でありながら、その実、その安楽な生活の根拠には連帯責任を感じていないのである……自分たちの役割は、それらを、あたかも生得的な権利ででもあるかの

ごとく、断乎として要求することにのみあると信じるのである」(神吉敬三訳『大衆の反逆』、ちくま学芸文庫)

カエサルが女誑しだった必然性

さて、「このことについては絶対に正しい、それに賛成する人は誰でも正しい」という思考回路は、どう見ても上等のものではないが、これを政権維持に利用しようという発想はあちこちで目につく。中東などの政府で支持率が低くなると反米を煽るというのは、その代表である。私のみならず日本人の多くがうんざりしたのは、言うまでもなく韓国大統領の反日言動で、人気取りのためなら他国の象徴的君主をも悪罵するという態度には恐れ入る。また、韓国内にて、日本でさんざん稼ぐ「韓流スター」たちがマスコミから詰問されて竹島問題に答えさせられ、「反日」発言をしないと非難を浴びるのは、狂気の毒でさえあった。

これによって分かることは二つある。一つは、韓国では「反日」は国民的コンセンサスであり、だから日韓友好というのは、ベストで表面的なものを維持するのが精一杯ということである。日本の悪口を言えば人気が出る相手と、真の友好なんてあるはずがない。

　もう一つは、とはいえ気に入らぬ相手に対しても、ぐっと堪えて顔で笑うのが文明人であるが、あからさまな敵対行動で支持率を上げようというのは、つまり韓国大統領自身が、自国民の相当程度は「反日」と言えば条件反射的に支持してくれるほど低能である、と見くびっているということである。他の大統領候補も「反日」看板を掲げているのは、自らがそのくらいのレベルなのか、もしくは国民の知能はそのくらいと踏んでいるのか、たぶん後者ではないかと私は推察するが確信はない。向こうでも、大統領の行動を「人気取りだ」と冷ややかに眺める人もいるらしいが、いずれにしても国内でお互いに馬鹿にしあっている、そのとばっちりがこっちに来るのはかなわない。

　それでは、かかる「このことについては絶対に正しい（もしくは間違っている）ので聞く耳持たぬ」という相手にはどうすればいいのかというと、恐らく特効薬はない。せいぜいが、「それについては反対だが、お前はまあ悪い奴ではない（から、他のことなら聞いても良い）」と思われるくらいであろうか。そうすると、元に戻って、やはり「説得力」とは、個人的な好感情を持たれるかどうか、で決まってしまうらしい。

　最後は暴走して憤死したが、一時期リビアのカダフィ大佐は対外的に穏和になり、核の放棄など国際協調に転じたことがあった。嘘か真か、あれはコンドリーザ・ライス米国務長官に個人的に惚れていたからだ、という話がある。独裁者なら、そういうことで国の方針を「軌道修正」することもできるのだろう。

それは極端な例としても、人の「信念」（多くの場合は思い込み）を説得して変更しようとするならば、まずは相手に好かれなければならない。事物に対する好悪を、人に対する好悪と差し替えるのである。塩野七生さんの言う、すべてを兼ね備えたただ一人のリーダー、カエサルが、度外れた女誑《たら》しだったのも、故なきことではなさそうである。

V　逆風下のプロフェッショナリズム

1　八百長は文化である

太陽光より電波だろ

大震災のようなことがあると、その前に日本を賑わしていたニュースが嘘のように消えてしまうが、もちろん事実そのものが消滅してしまったわけではない。その中には、震災にかかわらず大事なこともあれば、全くどうでもいいことも含まれる。

中東情勢の緊迫なんかは明らかに前者で、もし日本が本気で脱原発に向かおうとするならば、少なくとも短期的もしくは中期的には（どうかすると長期的にも）化石燃料への依存が高まるのは必至であるので、その重要性はむしろ増大する。エジプト「革命」はムバラク大統領の追放以後、全く収束していない。カダフィ大佐はいなくなってしまったが、リビア及びその周辺諸国は落ち着いていない。シリアも同様。バーレーン、イエメン、サウジアラビア、そしてもちろんイラン、イラク……資源のことだけ言うのはさもしいようではあるが、原油は安定供給されるのか。これに比べたら、太陽光エネルギーの開発なんて、さしあたって瑣末なことである。

そんなことはない、とおっしゃる向きに伺おう。あなたが進行癌で困難な手術を控えている、とする。あるいは放射線治療や化学療法の方が良いかも知れない、とも悩んでいる。そういう時に、担当医が、何十年か先のように思える再生医療の「夢」を語ったら、あなたはどう思うか。私ならこう言うね。

「そんな将来のことより、今のことを考えてくれ。なに？　これはずっと先の話でなく、数年後には実用化されるかも知れない、だと？　とにかく、俺は来週の手術を乗り切らないといけないのだよ。それを言うなら、まずはこの癌を治して、その数年後に再生医療が実用化されるかどうかを見極められるまで俺を生かしてくれ」

眼前のことを解決できない人間が将来のことを語っても胡散臭《うさん》いだけである。だから、菅直人は信用されない。また、孫正義社長に対して、太陽光を云々する前にケータイがちゃんと繫がるようにしろ、と注文をつけるのは正しいことなのである。

間抜けな審判の逆ギレ

さて、本項の主題は、震災で消えてしまって、後から考えてもべつにどうでも良かった、という方の話である。そういうニュースにも2種類あって、どのみち時間とともにどこかへ行ってしまっていただろう話と、震災がなかったらもっと重要事項として残っていた、と推測されることがある。前者の代表としてカンニングを、後者の代表として八百長相撲を取り上げる。

カンニング、と言って思い出す方は多いだろうが、現在、深刻な問題と考えている人はまず、いまい。おさらいすると、京都大学などを受験した浪人生が、試験時間中に数学の入試問題などをインターネットの質問サイトに投稿して答えてもらう、というカンニングを行い、京都大学は彼を不合格にするのはもちろん、偽計業務妨害で被害届を提出した。

私などは、よくぞ試験官に見つからず正確に数学の問題を携帯で打ち込む、というような「修練の早業」ができたものだと感心するが、最近の若い人にとって、そのこと自体はそんなに困難ではないらしい。それはともかく、この浪人生は試験不合格になるのは仕方ないにしても、逮捕や送検されたりするほどの重大事をしでかしたのか？

大体、問題が解けない時に、人に聞いて解決するというのは実社会での有力な手段である。この浪人生は、試験の制限時間内にこれをやってのけたのだから、問題解決能力に優れていたことは明らかである。それが「カンニング」と称して悪いこととされる理由はたった一つ、それが入学試験という「ゲーム」のルールに反するからである。「ゲーム」のルール違反」という以外に倫理的な、もしくは論理的な誤りなどはない。

試験の監督官は、このゲームにおいてルール遵守を監視する審判に相当する。ゲーム参加者（受験生）がイカサマをやったのを見逃してしまったのは、審判が間抜けだったのである。そこでルール違反をやってのけた方を刑事告発など、逆ギレと言われても仕方がない。

サッカーでも、わざと倒れて相手のファウルを主張するような選手は、それがバレたら一発退場にはなるが、審判がこれを警察に通報し、選手がスタジアムを出た途端に逮捕される、なんてことはない。あくまでも「ゲーム」の中でのペナルティにとどまる。もっと言えば、あの受験生が偽計業務妨害なら、中国の暴力的カンフーサッカーなんて、現行犯の威力業務妨害ではないか。まあ、あれは傷害罪で逮捕されてもいいようにも思うけどね。

京大が、ああいう逆ギレをしたのはつまり、決められたルールが絶対だと勝手に思い込んでいたからで、そっちの方がどうかしている。今までになかったカンニングの方法を考案し、少なくとも私などは逆立ちしてもできない高度なテクニックを駆使して実用化した、というのだから、あの浪人生にはオリジナリティと胆力および技術（もしくは芸）がある。そういうのを落として、たとえば何の芸もないヒロスエなどという女優でもAO入試だか自己推薦入試だかで大学に入れるシステムの方がおかしい。結局、キャンパスを騒がせただけで退学してしまった、あの女優さんを入学させた早稲田大学は、その失態の罪滅ぼしに、かの芸達者の浪人生に頭を下げて入学してもらい、一流の人材に育てたらいいかがかと思う。

ところで製薬メーカーの営業担当者が話すところによると、あのカンニング事件では、若い医者ほど「怒って」いたという。不正をして試験に受かろうとするなど、許せない、と。私はこれを聞いて心底がっかりした。学歴がそんなに大切だと思っている限り、そこから先の発展は望み薄である。むしろ、イカサマでもなんでも入ってしまい、そこから自分の目指すことの実現に向かって努力する人間の方がよほど頼もしいではないか。試験に合格するかどうかなんてのは、自分の実力とか努力とかなんかよりも、環境その他の外的要素によるもので、合格したからそのぶん優秀だなどと（逆に、不合格だからダメだなどと）思わない方がよい、と私でなくハーバードのサンデル教授が言っている。

私は、あの浪人生が自殺などせずに身柄を確保されて、本当に良かったと思う。こういう不条理にめげず、真人間として社会復帰してくれることを切に願う。

「真っ白に燃え尽きて」

もう一つの、八百長相撲については、春場所中止、大量の処分者を出した後の夏は技量審査場所、名古屋場所から「正常化」というプロセスがそれなりに報道されてきたので皆さんご案内の通りと思う。相撲協会は膿を出し切ったのか、とか、八百長は根絶されたのか、とか、まあ喧しい限りであった。

仮に八百長が相撲界を覆っていたとして、どうしてみんなマジになってそんなに怒るのか、私には理解できない。誰か実害を蒙った人がいるのか？　私にはこの場合、八百長によっての実害というのはただ一つ、「取組に何某《なにがし》かを賭けていたのだが、それが裏切られて損をした」ということしか思いつかない。そうすると、あれだけ「裏切られた裏切られた」と喚いていたマスコミ記者さんたちは、みな相撲バクチをしていて、儲け損ねたと考えればよいのか？

江戸の昔の相撲取りは「1年を20日で暮らすよい男」だったそうだが、最近の力士は本場所だけで年間90日も取らねばならない。あれって格闘技なのだから、怪我のリスクはつきまとう。一々命懸けでやれるものなのだろうか。もちろん、元魁傑の放駒理事長のように、ずっとガチで通してきたと称される力士もいるが（そう言われること自体、大半は八百長が少なくとも一部は絡んでいたと白状しているようなものだが）、全員に強要できるものかどうか、私は甚だ疑問に思う。

我々はいかなる権利があって、力士に、常に死力を尽くすことを要求できるのか。我々は、そんなにガチの格闘技が見たいのか。もしそうなら、コロッセオに集まってライオンと人間の殺し合いに歓声を送った古代ローマ人とどこが違うのか。大相撲を贔屓《ひいき》にしているお年寄りは、力士が血を流し、骨の一本も折ることを期待しているわけではなかろう。

　大体、プロの格闘技もしくは格闘家というのは危険なものである。たとえば、ボクシングは極めて危険なものとして、欧米の医学界からは再三にわたり全面禁止すべきだ、という警告が出されている。私の世代にとっては、ほとんど伝説的な『あしたのジョー』は今でも根強い人気があるが、力石徹は試合で死んでいるし、矢吹丈も脳に障害を負った挙句、「真っ白に燃え尽きて」いる。我々は、格闘家がみんなジョーのごとく「真っ白に燃え尽きる」のを期待し、喝采を送っているのだろうか。

　そこまでいかなくても、である。実際にやっている、向こうの身になって考えても罰は当たるまい。怪我をして土俵に立てなくなった相撲取りは、もしくは調子が悪くて負けが込み、土俵を去らねばならなくなった力士は、生活の糧が失われるのである。暖衣飽食してテレビを観ている、もしくは桟敷席で弁当つついた箸の先で力士を品定めする、客の方はその後の生活に何の責任も負わない。それがプロの運命だとは言っても、さすがに可哀想ではないか。誰も守ってくれないのなら自分たちで互助会組織を作って星のやり取りをする、そういう発想が出るのはごく自然のことだろうと思う。

　八百長をやめろ、すべてガチでやれというのはつまり、弱肉強食の原理を徹底させろ、ということだろう。もしそれが「正義」だというのなら、社会保障制度なんてすべて「八百長」である。人生に失敗したのは自己責任であり、国家が助けてやる謂れなどないではないか。実際に米国なんかでは、社会的成功イコール人間の価値であり、ドロップアウトしたものにはまともな救済策も施されず、人々に軽蔑されながら底辺を這いずり回るのみである。

一方我々は、政府を通して、「負けが込んだ」人々に「星のやりとり」をして、人生から「廃業」しないように配慮している。そういうセーフティネットに対しては、時に「負けた」人々の勤労意欲を失わせるという批判もなされるが、これは即ち言わば「アメリカ流」の論理であり、つまるところ八百長非難と瓜二つである。もちろん、皆が勤労を放棄して社会保障に安住してしまわないように（どこかの誰かは「再チャレンジ」とか言っていた）、働いて社会に参加できるように、という制度改革や運用は必要であろうが、少なくとも我が国では社会保障そのものを失くせ、という議論は見られない。ということは、我々は、あくまでも程度問題として考えているのであって、その範囲内での「八百長」の必要性を追認していることになるではないか。

ところで、相撲は国技なのか。あれは「国技館」でやっていた、というだけで国技なんかではない、という批判が多くなったが、ついこの間まで誰もそんなこと言わなかったのだから、そこまで不人情に水に落ちた犬を叩くような仕打ちをしなくてもよかろう。まあ国技だったと、少なくともみんなこの間までは認めていたとしよう。しかし考えてみると、野蛮性がつきまとう格闘技を「国技」とするほど日本人が好戦的であるとは思えない。どうして、あれほど穏やかな皇室の方々さえもが、この「格闘技」を贔屓にされるのだ。何故みんな、これを疑問に思わないのか不思議でならない。

好むかどうかは別にして、それは伝統とともに相撲が「神事」とまで言われる儀礼的なことを備えてきたからではないか。そしてそういう「様式美」は、本来血腥い格闘技とは相容れないものである。恐らくは最も強かった雷電為右衛門が史上最高の力士とされないのも、相撲が「強いものがイコール善い」ということを基本としていなかったからではないか、と私は考える。最近の相撲が、少なくとも私が子供のころに比べて人気が落ちたのも、「強いものが勝つ」格闘技の一般原則を導入しすぎた結果ではないか。体格に勝る外国人力士が大量に入って来て日本人は隅に追いやられ、また最も効率良く勝つことを追求した結果、四十八手と称された「技」の大半は衰微し、寄り切り押し出し叩き込みくらいで勝負がつくようになった。

本当に「強いものが勝つ」原則を究めたいのであれば、いわゆる不良と呼ばれる乱暴者を集めて、それこそガチでファイトさせる、格闘家・前田日明主宰の「アウトサイダー」の方が王道である。そういうマジの殴り合いにはそれなりの美学があるのかも知れないが、国技として子供から年寄りまで楽しめる「おすもう」の代わりになり得ないのは明らかである。相撲はただの格闘技ではなかったからこそ、あれだけの広い人気を博した。そして、その「それ以外」の要素の一つに八百長があったとして、それほど悪いことなのか。

世の中は、八百長が、少なくとも「八百長的なもの」が必要不可欠である。外交なんて、みなそうではないか。もし本当に原則論のみでやったら、平和なぞ維持できるわけがない。それこそアラブ諸国で八百長抜きの本物の民主制が確立されたら、そしてその結果生まれた政府が「民意」に忠実に動いたら、イスラエルとの全面戦争は不可避になるのは間違いない。

マスコミだって、各新聞の値段が同じで、かつ休刊日が同じなのは要するに談合して、つまりは八百長でもって決めているからではないか。私はここで、それを非難しているのではない。そちらにもいろいろと事情はあろう。傍目から見たら明らかな八百長でも、必要万やむを得ずという理由が（それが、私を含む一般人の理解を得られるかどうかは別にして）ある、ということは容易に想像がつく。「当事者」というのは、そういうものだ。

「頑張れ」ばかり言う馬鹿

マスコミついでにもう一つ書けば、日本テレビが毎年金を集める目的でやっている24時間テレビとやらでは、誰か一人を生贄にして暑い最中に24時間マラソンをやらせている。2011年は徳光さんという古稀を迎えた方、しかも別にもともとアスリートでもなんでもない人をランナーに指名した。

殺人（未遂）罪での告発に値する狂気の沙汰である。私は徳光さんの命を救うために、八百長を強く勧めたいと思った。そういう八百長がバレたら、「感動していたのに、騙された」とか騒ぐ輩が出てくるのかも知れないが、人の命には代えられない。現在、非常に辛い状況にある人、たとえば重病人とか被災者とかに向かって「頑張れ」とばかり言う奴は馬鹿である。いい加減、視聴者も気づけよ。生命を危機に晒し、塗炭の苦しみを嘗めている人に向かって「頑張って」とは何事であるか。他人の苦痛はいくらでも我慢できるのである。まして、そこからカタルシスを得ようなど、人非人の所業である。

以上まとめると、カンニングや八百長（相撲）問題が、震災のような大事の後で雲散霧消してしまうのは正しいことなのである。なぜならばそれは、世の中に蔓延《はびこ》ったからといって特別害になるようなものではなく、場合によっては「とことん突き詰めて根絶しよう」などと思わない方が世のため人のためになるからである。

2　「原子力村」のプロが日本を救う

内輪受けの芸

私事で恐縮だが、中外医学社から『誰も教えてくれなかった癌臨床試験の正しい解釈』という本を上梓した。これは私としてはマトモな専門書だが、巻末に「用語集」としていくつか冗談を載せている。イメージとしてはビアス『悪魔の辞典』のようなものと思っていただければ結構である。その一項目、

有意水準：天国と地獄の境界線に立っている標識。ふつう「0.05」と書いてあるが、たまにその上に小さく「片側」と書き足してあるので注意が必要

なんてのは私の作ったギャグの中でも最高傑作と思っているが、一般の読者にはなんのことやら分からないであろう。要するに内輪ウケである。

内輪ウケはあまり上等なものではないとお考えだろうが、たとえば2011年に死んだ家元・立川談志の芸なんて、相当部分が内輪ウケである。なにより証拠に家元自身、「俺の芸が分からない奴は聞くな」と嘯いていた。「内輪」の外にいる素人は縁なき衆生であると切り捨てているのである。ちなみに私は、家元の何度目かの「復活」の高座の一つ、「鼠穴」をライブで聞いたが、さほど感心しなかった。CDで聞く圓生師や小三治師の方が上だと思った。ただし新聞ではその高座を、評論家が神の如くに激賞していた。

では、そういう「内輪の芸」はレベルが低いかというと、家元を崇める人間があれだけ多いところをみると、そうとばかりも言えない。私の個人的評価はともかく、志ん朝

や小三治よりなんたって談志、という向きは多い。一般受けしないものは価値がないのなら、現代において能なんかは無意味であろう。私も一度見たことあるが、ほとんど苦痛であった。外国人の多くが「死ぬほど退屈」と評するのも、もっともである。だが仮に全世界の99・9％に理解されなくても、能にとってはそれがどうした、である。「広く」と「深く」は必ずしも二者択一ではないが、どっちが優先、ということもまた一概に決められない。

プロと素人の敵対関係

話は変わるが、「なんとかリテラシー」という言葉をよく聞くようになった。いろんなものに関する情報を、受け手の方が理解活用することができるかどうか、ということだそうだ。「リテラシーに乏しい」というのは、「どうせこんな奴に伝えたところで猫に小判、分かるわけないよ」の意味になる。昔は「ド素人は引っ込んでろ」と言えば済んだのだが、最近はそういうあからさまに相手をバカにする言葉は御法度らしく、もっともらしい用語をこさえて、もって回った言い方をしなければならないのはご苦労なことである。

かくしてカタカナ語は増える一方であるが、つまりは「素人には分からねえよ」ということなのだから、概念そのものは新しいものでもなんでもない。こういう時、以前は「下地がある（もしくはない）」という日本語を使った。

戦前の話だが、河合栄治郎先生は、『学生に与う』の中で、「分からない」のを、基礎知識が不足している場合と、説明する側の頭が悪くてちんぷんかんぷん、という二つの場合に分けておられる。ここで問題なのは、どこから先はどっちが悪いという境界があまりはっきりしないことである。勝手なもので、自分が話を聞く側であれば「分かりやすい」ことを要求し、説明する方に回ると、「これくらいの下地（リテラシー）は持っておいてくれないと話にならん」と思ってしまう。

確かに素人に分かるように話をするのは骨が折れ、どんなに懇切丁寧に説明しても、最低限の「下地」がなければ理解してもらうのは不可能なことも多い。この場合、ちょっと前までは分からない素人の方が悪い、というコンセンサスがあったように思う。河合先生がわざわざ「説明する側が悪いこともある」と言って下さったのも、その裏返しであろう。山本夏彦翁は、伊藤整さんだかが「大学で経済を学んだ自分にも分からない経済記事を書いて平然としている新聞は無責任だ」と非難したとかいうことを紹介しているが、これとて「分からない方が悪い」と開き直ってもよい、という前提が新聞側にあったからだろう。

ところが最近は説明責任とかなんとか、「下地のない素人にも」分からせることができない方に非があるようで、河合先生の頃に比べてもプロ受難の御時世になったらしい。他人事のように書いたが、我々にとっても大問題である。医者が「任せとけ」と胸を叩いて終わり、という時代はとっくに過去のものである。

このような背景があって、福岡伸一先生とか池上彰さんとか、「素人にも分かる」解説をしてくれる人が登場してきた。そういう方々はもちろん貴重なのだが、少々嫌味を言うと、福岡先生や池上さんの相手は知らないなりに「説明を聞いてやろう」という人であるから、まだなんとかなる。「説明責任」を振りかざす人間の多くはその実、初めから聞く耳など持っておらず、ただ相手を非難攻撃する材料にしているだけ、というのは拙著『希望という名の絶望』(新潮社)に書いた。そういう人間はプロの側からは「モンスター」という呼び名をつけられることになる。教育の場ではモンスターペアレント、医療だとモンスターペイシェント(患者)。

もう一つ、プロが門外漢から言われて絶句することに、「そもそも」というのがある。

東電は、原子力発電なんて必要なのか、という問いには答えられる（もしくは答えねばならない）だろうが、そもそも電力なんて人間に要るのか、江戸時代にはなかった、と言われたら終わりである。そこまでの極論はさすがに少ないが、それに近いことはなくもない。東大紛争の頃、医学部の権威主義に反発していた左翼系の医者や学生は、すべての医学研究は非人道的であると主張した。これが「現在の研究のやり方は」ならまだしも、「医学はもうこれ以上発達する必要がない」とまで言い切ったそうであり、こうなると取りつく島がない。

エネルギーとか医療とか、素人側にも影響が強いものならあまりに極端な「そもそも」は出て来ないが、これが自分に関係がない（と思う）ことについては、相手側には死活問題でも平気でそういう質問をするようになる。これも『希望という名の絶望』に書いたことだが、図書館でベストセラーをタダで貸し出すことは、そりゃあ金をケチりたい読者には喜ばれるだろう。抗議する出版社側に対して、「そもそも出版社が儲ける必要はない、国民が読書する権利が優先だ。出版社と作家は他で生計を立てろ」と言われたら、どうにもならない。

また、石原都知事ではないが、そもそもパチンコなんて、また自動販売機なんて、必要なのか。「要らない」が正解だとしたら（たぶん正解なのだろうが）、その業種の人たちは一定期間路頭に迷うのも仕方がないのか。いや、出版業界は文化を守るために必要だという議論は当然あろう。ただ、ではそもそも「文化」なんて必要か、なくても喰うには困らんぞ、と聞かれたらどうする。図書館側はそう思っている、つまり出版をパチンコと同等と考えているらしいぜ。そうでなくて出版社をあれほどいじめる理由がなかろう。

時代の変遷とともに潰れていった産業や職種なんて山ほどあるはずである。後知恵で言えば、そのうちかなりのものは「そもそも、不要だった」のだろうが、その場その場ではそれで喰っている人たちにとっては命がけの闘争になる。我々はその一端を、事業仕分けで見た。

「モンスター」という呼称が端的に示し、また「そもそも必要なのか」という質問が表すような、プロ（ないしは当事者）と素人（あるいは傍観者）の敵対関係は今後ますます増えるだろう。プロはきちんと説明をし、素人はよく聞き、お互いによく話し合うべきだ、などと知った風な顔で訓戒を垂れる記事を見るたびに私は馬鹿馬鹿しくなる。下地がないところに完全な理解はあり得ない（レンホーに科学技術を分からせることはできない)。あとは、適当なところで折り合いをつけてプロを信用するかどうか、にかかっている。それができないのであれば、議論や説明など無駄である。

山ほど専門家がいるはずのTPPなるものが「議論だ」「議論だ」と叫ぶのみで全くまとまらず、その一方で橋下徹が一言「大阪都」と咆哮した途端、誰も内容を知らないのに(甚だしきは「知らない」と白状しながら)「賛同」した。プロを軽視、ないし敵視する社会はどう考えても碌なものにならない。

学閥はできて当然

まあそんなのは放っておくとして、本当に「知りたい、勉強したい」という意欲がある人が、いかにしてリテラシーを得るかをちょっと考えてみることにする。

まずは初歩的な知識を身につけねばならない。しかし、そのための「入門書」からして、書く側のバイアスがかかっていることが多い。それは当然で、入門書をものするような専門家は、その領域において自分なりの見解をすでに持っていてしかるべきだからである。日本国憲法のことを勉強しようとすれば、と考えたらすぐ分かる。成立の経緯からして護憲派と改憲派の主張することは全然違う。そういう時に頼りになるのが福岡先生なり池上さんなりの「中立的」解説ということになるが、完全な中立なんてあり得ない。池上さんだって、ご自分の意見をお持ちのはずだ。

結局のところ、その人の人柄、態度、もしくは書き振りなどから、その「入門編」を受け入れるかどうか決めるのである。その人が書いている他の分野で、かつ自分にそれなりの「リテラシー」があることについて、自分の下地とつきあわせてその主張はリーズナブルであるかどうかを判断する、ということになる。

ここから、いくつかの推論が誘導される。第一に、これは当然のことながら、リテラシー皆無の状態でなされる初等教育で変なバイアスが入ると、それは後々まで祟る。江沢民による反日教育の「成果」は、だからほとんど不可逆的で、日中は基本的に相手を「モンスター」と想定する敵対関係にある、と考えるのが自然である。何故このような自明のことを前提としないでいられるのか、私には理解できない。

第二に、人から胡散臭いと思われている、もしくは嫌われている人間は、基本的な問題で自分の立場を主張しない方が利益になる。脱原発について私は懐疑的であるが、その大きな理由の一つは、福島瑞穂や菅直人が主張することだからである。賭けても良いが、実のところ私と同じように、ああいう手合いが賛成することだから、いかがわしいに決まっている、と心の底で思っている人は相当いるはずである。だから、脱原発を日本の多数派にしようとする人たちはあの連中を黙らせておくべきで、また福島さんには、黙っていた方が結果的に自分の主張を通すことにつながる、と忠告したい。

そして第三に、学閥というものは、できて当然のものである。一番はじめに手ほどきを受けた、「人格的にも尊敬する」師匠の言うことがベースになって自分の考えができあがっていくのは、きわめて自然なことではないのか。そこからさらに成長して、師匠の見解を否定するようになれば大したものであるが、「師は弟子の手に掛かることを最大の誉れとする」と昔から言われているということはつまり、そういうことは滅多にない、ということなのだろう。師匠の意見をボロクソに貶して、「私は（師匠である）プラトンを、もちろん愛する。しかし、それ以上に真理を愛する」と名言を吐くのは、アリストテレスくらいにしかできない芸当なのかも知れない。

「原子力村」専門家たちの無念

かの悪名高き「原子力村」も、こういうことでできた、と考えるのはさほど的外れではないと思う。「村」の中に入ろう、という若い人たちは、「そもそも人にエネルギーなんて必要ない」とは思わないのはもちろん、「化石燃料への依存は環境面でも、安全保障面でも、問題がある」くらいの「下地」を持って入って来たはずだ。そして学閥の一部となって研究を進める。その途中で、「そもそも原子力は大丈夫か」なんてところに突っかかってたら先へ進まない、と考えるのは当然である。これをみんな一からげにして非難糾弾する新聞は、だったら戦時中に「そもそもアメリカと戦争して勝てっこない」と言ったか。

私は「原子力村」に責任がないとか、問題がないとか弁護しようというのではない。ただ私があの中にいたとして、あのように同化していなかったのか、自信はない。東電の奴らは根っからの悪党で徹底的に糾弾すべきであるのか、そしてその鋭鋒を保つため自分のことは棚に上げねばならないのか。私はむしろ、彼らのミスは私の中にある欠点が出たもので、それを認めることの方が解決策ないしは予防策への近道ではないか、となんとなく（根拠なく）考えるが、甘いと言われればそれまでかも知れない。

わが編集者と話をしていて、私はよく、「いやに東電に好意的だな」と言われる。たぶん、私が今いる「癌医療村」にも、同様の問題がないとは言い切れない、と私が思っているからだろう。それをいかにして中から改めていくか。すべてを否定してぶち壊しにかかるのはそんなに難しくないが、そんなことしたって、その後に出て来るのはド素人のトンデモ治療の類でしかない。

実際に、再生可能エネルギーにしても、被曝予防のことにしても、トンデモ情報は花盛りである。そういう世に害毒をもたらすような代物が飛び交っているのを、手を拱いて眺めていなければならない「原子力村」の専門家たちの無念を、私は察することができる。そして私はその轍を踏みたくない。

仲間内というのは居心地が良いところであり、話をしていて最も盛り上がるのは内輪ウケのネタである。その中に、たまたま「それってどういうこと？」とか聞く奴がいたら、我々は白け渡って「そんなことから説明しないといけないのか」としかめ面をする。

ちなみに冒頭の私の冗談を「解説」すると、ある治療法が「本当に良い」のか「偶然そう見えただけ」かを統計学的に推定する基準が有意水準と呼ばれ、普通0.05（5％）の確率以下の「偶然」であれば「必然」、つまり「本当に良い」と判断する。この線引きは人為的なものに過ぎないが、本来は確率論でしかないものを「本当に良い」（天国）と「ただの偶然」（地獄）に分けてしまうのである。そして「片側検定」というのは、本来「良い」「悪い」「どっちともいえない（偶然の範囲内）」の三者択一で判定されるものを「悪い」のカテゴリーを外してしまって二者択一にし、「良い」と判定されやすくする、という裏技みたいなもので、統計学的処理をするのに数が少なくて自信がない（検出力不足と言われる）時にも、ちょいちょい使われる。こういう説明をされたって面白くなかろうが、読者諸賢もつまらないのを承知で「これってね、……」と（ご自分の分野で）説明させられたことはおありではないだろうか。

より深刻なこととして、我々は、自分たちが必死で取り組んでいることを「そもそも」と頭から否定されると憮然とし、また憤然とする。しかし苟《いやしく》もプロであるのなら、たとえばレンホーのような悪意のあるド素人の「そもそも」が青天の霹靂のごとく襲って来たとしても、対応できるように準備すべきなのだろう。

自分がリテラシーのない素人ならまずは自ら下地を作る努力をし、プロに一定の敬意を払うのが当たり前ではないかと思うが、他人にそれを要求することはできない。繰り返すが、プロ受難の時代である。

3　金で魂を売る作法

みんな金に縛られている

相も変わらず迷走して国益を損ね続ける鳩山元首相を見るにつけ、「ルーピー」本人は仕方ないにしても、あんなのにまだ取り巻き連中がいるのが不思議であった。周りの人たちも「あの人は朝と夕方で言うことが違う」などとぼやいているということなので、記銘力の病的な欠落を認識してはいるらしい。ならば、どうして見捨てて行かないのかね、と私が聞いたら、わが編集者は、（お前は馬鹿か）というような顔をして私を一瞥し、あきれたように吐き捨てた。

「そんなもん、金のために決まっているじゃないか！」ふ〜ん。やっぱりそうか。

だけど、いくら金のためとは言いながら、ああいうのにつきあうのはさぞかしストレスが溜まることだろう。私はご免だね。人間は己の仕事に矜持をもたねばやってられないと私なんかは思うが、あのルーピー派の方々はそうも言っていられない立場にあるのか。よほど他に能がなくて、かつそのことを自覚しているのだ、と推測される。年寄りを騙して金を巻き上げる、オレオレ詐欺を生業としている人間と同じようなものなのだろう。今さら地道な堅気の仕事なんてできるかよ、てな感じのようだ。

何はともあれ、世の中はカネである。「金のないのは首のないのにも劣ると言うが、全くだ」というのは、落語「死神」の主人公が金につまって吐く台詞である。法によって支配されているはずの社会でさえそうなのだから、無法地帯である国際社会など、正義は金とイコールで、中国の外交なんか見事にそれを具現化している。アメリカの正義が褪せてきたのも経済の衰退のためであろう。

国力は落ちてきても、資本主義の本家本元アメリカでは金の威光そのものは一向に衰えない。大統領選挙なんて、政策への支持よりなにより、誰がどれだけ資金を集めたかの競争である。どっちの候補が多くなったとか、いやこっちがまた抜いたとか、それが当選の確率と直結するように報道され、事実その通りらしい。「アメリカでは金さえあれば犬でも大統領になれる」とか嘲笑したのは北朝鮮である。かの国に何か言われたくはないとアメリカ人ならずとも思うだろうが、指導者を決める基準として「由緒正しい家柄（これはつまり世襲ということだが）」の方を優先するのか、「豊富な財力」の方を選ぶのか、という話になるとすれば、あながち民主主義も胸を張ってばかりもいられない。

わが国で「正義」を説くマスコミにしても、資本主義の中で生きているのだから当然金の呪縛から逃れられない。さすがにこれはどうよ、と思ったのは、某宗教団体の教祖様による「霊言」とかいう代物で、さまざまな人物がその教祖に憑依して「本音」を語った、という記録を大新聞に堂々と広告して売っている。歴史上の人物などの「提言」はまだ可愛気があるが、胡錦濤や小沢一郎、石原慎太郎というような「本物がそこにいるじゃん」という人々、さらには新潮や文春の編集長が出てきて何か「喋っている」のには呆気にとられる。神がかりの側にケチをつけるのは野暮であるが、これを載せる新聞の了見が私には分からない。広告料をもらえれば、すべてお得意様ということなのか。だったら、ああいう新聞は、「金のためであれば、なんでもする」というのを白状しているも同然である。それなら、偉そうなこと言わなきゃいいのに。

金で解決するもの

さて、金の威力はかくのごときものであるが、それに反抗しても徒労に終わる。むしろ、「金で済むことは金で済ませる」と割り切る方が世の中に有用で、それができるのが大物、もしくは有能な人間ということになる。

堺屋太一さんによると、日本史上この方法を最初に使ったのは豊臣秀吉の弟にして補佐官の小一郎秀長だということである。大和の領主となった秀長は、もともとの領有権を主張する神社仏閣に対して、領地を割譲することはできないがその代わり金を渡す、という手段を用いてトラブルを防いだという。領地は有限であるが、金はそれに比べて制限が少なく融通がきくので、うまく使えば問題解決に役立ったのだろう。似た話として田中角栄が北方領土をカネで買おうとしたとかいうのがあるが、秀長に倣ったものかどうかは分からない。尖閣諸島の問題も、もちろん中国みたいな強盗国家に下手に何かくれてやろうとすると尻の毛まで毟られるからやめた方がよいにしても、たとえば台湾との間で漁業権とか資源の共同開発とかいう「カネの話」に持ち込むということはできないものだろうか。

一方、東電はこの点でも見事に失敗したようだ。福島第一原発の事故に際して、原子炉への海水注入を「原子炉が使えなくなるから」と渋ったという件など、「金で済むことなら」と見切ることができなかった典型である。現場にいた当時の吉田所長などにしてみれば、どうして「金のことなんか言っている場合ではない」という感覚が共有できないのか、もどかしく思ったことだろう。

唐突だがここで私は、解散総選挙を巡る問題を金で解決する方法を提唱する。今また選挙を行って、議員の質が改善するかどうかは甚だ疑問であるが、それはそれとして前回の総選挙で何かの間違いで代議士になった有象無象がなんとか職にしがみつこうと解散に抵抗する様は、実に見苦しい。そのため、つまらん新党ができたりくだらん人気取り政策をぶち上げる奴が出たり、とかく無駄が多い。どうせあと1年弱の任期なのだから、現職議員で、ここで辞職して、かつ次期総選挙に出ないと申し出た人には、残りの任期分と、なんならもう一期分くらいの歳費を払ってやるのである。

これは別に目新しいことでもなんでもなく、民間企業で早期退職者を募ってそれに対して退職金を上乗せしてやるのと同じことである。そして、身の程知らずにも早期退職を拒み、次の選挙にも出ようという奴が次回落選した暁には、罰金を取った上で追放処分にする。本来は強制労働にでもしたいが、杉村太蔵の例を見るまでもなく、そういう輩にマトモな使い道がありそうにないのが残念である。本人が罰金を払えないのなら所属していた政党の助成金を減額する。その一方、己の無能を自覚して金と引き換えに辞職した議員が出ていた選挙区からは、20年ほど議員を出さない。比例区ならそのブロックの定員を減らす。これはペナルティなのであるから、一票の格差とか不平等とかいう批判には当らない。

こうすることにより、相当数の議員定数が削減され、しかも質の悪い代議士を出した選挙区が選択的に淘汰されるわけである。また、みなさんお望みの総選挙は確実に早まる。一時的に出費は嵩むが、金で役立たずの議員を減らせるのだから多少のことは我慢すべきである。

「患者のため」の高額医療

さて、偉そうなことを書いている私および私の医者仲間は、どのくらい清廉潔白なのか。そう聞かれると辛い。もちろん、中には本当に金にきれいな先生もいるが、そうでないのも多いこと、政治家マスコミその他大勢と大差はないであろう。私だって、聖人君子にはほど遠い。なに？　そんなこと、言われなくても先刻承知だ？　失礼しました。

とにかく最近の医療は、滅多やたらと金がかかる。１９９０年代半ばまで、全身に転移した大腸癌の治療は、５ＦＵという１種類の抗癌剤を工夫して使うのみであった。これにより、いわゆる平均的な成績では「何もしないと8ヶ月」のところを1年に寿命（生存期間）を延ばすことができた。２０００年代になって、複数の薬剤が開発され、その組み合わせによって予後は2年程度に改善した。「倍になった」のだから、医学の進歩と呼んで差し支えあるまい。ただ、そのための治療にかかるコストは、そのわずか10年の間に３４０倍になった。「３４０倍のコストで2倍の寿命」である。

前立腺癌に対してワクチン療法がアメリカで認可された。免疫療法の輝かしい将来性を示すものとしていろんなところで引用されているが、コストをご存知だろうか。９万３０００ドルかかるそうである。臨床試験のデータでは、その結果、22ヶ月の予後が26ヶ月に延長したと報告されている。これは本当に「進歩」なのか？

ご承知の通り我が国と違って、アメリカでは公的な医療保険は不十分である。最近の報告によると、今、アメリカでは、家族の誰かが肺癌になると、その家庭の7・7％は医療費のため5年以内に破産するそうである。我が国では、保険に加えて、一定以上の高額医療はその分を国が負担するような制度があり、さらには、生活保護にでもなれば医療費は全額免除される。だから問題はないかというと、もちろんそうでもなくて、その分国家財政を圧迫する。いずれ破綻して、医療共々崩壊すると予測されている。ここまで至ると「カネで済むこと」のレベルを超えてしまうのは明らかである。

ところが医者は、大衆と同じく馬鹿であるから、眼前の患者が金のことを言わなければ自分がどれほど高い薬を使っているのかさえ気がつかない。製薬メーカーは、自社の有力な「新薬」を売り込みにかかる。有効性が高い、副作用が少ない、患者のＱＯＬを高める。真面目な医者がデータを吟味しても、別に嘘ではないことは文献で分かる（ちなみに文献には薬価は書かれていない）。では、使おう。ここで薬屋や医者が「金の亡者」である、という批判は当たらない。メーカーが自社製品の広報に努めるのは、マスコミが広告料をもらうのと同じく「商売」である。かつ、「患者のため」になっているという看板に偽りはない。医者だって、「患者のため」に使っているのである。患者だって、「この薬は良く効いて副作用も少ないのだけれど高価だから、こっちの安い方で我慢してくれ」と言われたらどうする。「どうせ保険で、もしくは高額療養費制度でカバーされるのだから、良い方を使ってくれ」と言うに決まっている。「国家の財政赤字を減らすために安い治療でいい」と患者が言ってくれた、なんて話は聞いたこともない。

ところで新しい、良い治療は必然的に高価かというと、実はそうとも限らない。古い治療法を改善し、安い薬をうまく使って、新治療法と同等、もしくはそれ以上の治療効果を出すことも、全くできない相談ではない。しかし、臨床試験を行ってそういうデータを揃えるには、それ相応の金がかかる。医者はデータを収集して解析するなんてことまでなかなか手が回らず、そっちの業務には専門の人手が必要で、その人件費が馬鹿にならないのである。もちろん、一人前の薬価だけで1000万円になろうかという新薬の治験ほどにはならないが、それでも医者のポケットマネーでできるわけではない。私は今、新治療の開発でなく、現存の治療データを収集解析して改善の方策を探ろうという、「観察研究」を計画しているが、それだけでも事務方の計算によると約1500万円の予算が必要だそうである。

このような研究の金はどうやってひねり出すかというと、一つは公的資金、要するに国家からの補助で研究費をもらうというのであるが、役所の常として、使い道がかなりうるさく、現場のニーズに合っていない。また、財政事情厳しき折からそういう予算は縮小傾向にあって、なかなか私らのところにまで回らない。

よって私も、また私の同業の医者も、研究をやろうとする時には、誰かスポンサーになってくれないか、と交渉することになる。スポンサーというのは、圧倒的多数は製薬メーカーである。新薬を世に出すような治験でなくても、自社の製品を実際に臨床で使ってこんな良い成績が出ました、ということになると、またそれを宣伝材料にできるのである。もちろん表向きは、自分のところの薬が「患者のために」より有効に、また安全に使われるような助けとなるデータを研究者たちが作る、それをメーカーがサポートする、という構図であるが。

研究者によっては、一つ一つの研究テーマの度にスポンサーを募るのは能率的ではないとして、予め研究グループをこしらえてメーカーから寄付を募り、データ収集解析の人員も揃えて複数の研究を同時にできる体制を築いている。私が今やろうとしている観察研究も、東大の先生が設立した研究機構のシステムを借りて、いわば雇われマダムとして、この一つのプロジェクトを主宰するのである。

ただし当然のことながら、メーカー側は自社に不利なデータは出されたくない。とはいえ、データ捏造なんてことはできないので、そういう「リスクがある」研究をサポートしたくはない。また一方、いくら自社の薬に有利なデータでも、昔の安価な薬の効果が、今の高い薬よりも良いなんてことになっても営業上困る。そこで、あれこれ口を出そうとする。研究者側としてはこれを全部はねつけて、メーカーから「ではサポートを止めます」と言われたら元も子もないが、しかしスポンサーの言いなりになっていては本来の目的を達成できない。そこを科学性や倫理性、果てはメーカーの社会的責務なんてことまで持ち出して、褒めたり宥めたり脅したりすかしたりしながら金を引き出すのは結構大変である。

残念なことではあるが最近は、上記の如く公的資金による研究がややふるわないこともあって、力関係がメーカー側に傾きつつあるような印象を受ける。研究者側にとっては業績がちゃんと出せるかどうかは死活問題である。とにかく、何らかの研究を動かさなければならない。その結果が「高い薬を使って欲しい」というメーカー側の暗黙のプレッシャーに屈服するか、迎合することにつながる。

いくつかの研究グループは、科学的にもしくは臨床的には正当化されないほど、不必要に高価な薬を使って臨床研究を組んでいる。少なくとも私はそう考えている。それをあちこちで言うので最近、私は仲間内での評判が悪い。「そんな治療研究をする必要はない、意義が乏しい、コストに見合わない」と主張する私に、渋い顔をして「研究グループを維持するためには、何か臨床研究をやってないといけない」と反論する先生もいた。「何か研究やってないといけない」なんて台詞は、患者の前では吐けないと思うが。

しかし考えてみると、「高い」薬を使ってスポンサーに有利なデータを出しても、さしあたり患者は保険医療その他でカバーされているから困らないのである。医者も、もちろん困らない。メーカーは喜ぶ。「原子力村」のごとく、破滅的な事故が起こる心配はない。周囲の誰もがハッピーであるのに、医療の現場で国家財政のことを叫ぶ私は馬鹿みたいである。お前に金を出せなんて誰も言ってないのに、どうして文句をつけるのだ。日本の借金？　そんなもの、ここから見渡してもどこにも見えないぞ。

金は有用な手段であるが、あからさまに見えた方が良い。私は透明性とかなんとかというような綺麗事を言っているのではない。薄暗いところでも実際のやり取りがあって「ゼニ」の実感がもたれるべきではないか、ということである。豊臣秀長も田中角栄も、相手の目の前で金を積み上げて「カネで済ませられるもの」を買った、もしくは買おうとした。事と次第によっては、金で魂を売らねばならない時があるのかも知れない。しかしその際には、金の姿を目に焼き付けて、売ったのだということを自覚すべきである。しここからは見えないどこかで、自分でも相手でもない誰かが負担してくれる、そんな金では売られた魂の側も浮かばれまい。

4　死神の仕事、実は医者の仕事

落語好きの師

私が卒業した頃は、新人医者のほとんどは大学の医局という組織に属した。医局は専門別ではなく、俗称ナンバー内科といって、第一内科、第二内科……となっており、おのおのにいろんな臓器の専門家がいた。だから、私のように呼吸器を専門にしようというものも、どこのナンバー内科に行ってもよく、それぞれに呼吸器専門グループがあった。つまりは、『白い巨塔』で描かれる、教授を頂点としたファミリー（良くも悪しくも）である。ただし医局の多くでは、やはり教授が専門としている研究グループの羽振りが良いようだった。

私が所属することになった第四内科の教授、尾形悦郎先生は、内分泌学がご専門で、私とは全く異なる。呼吸器を専門とする教授は、他の医局にいた。では何故、私が第四内科に入局したかというと、尾形先生から勧誘されたからで、どうして誘われたかというと私が優秀だったからでもなんでもなくて、ただ二人とも落語が好きだ、という一点に尽きる。

医学部での先生の講義は、抜群に分かりやすくて面白かったので、私はいつも最前列で聞いていて、顔は覚えてもらっていた。学生と教員の懇親会の場で、私が落語を好むという話をすると、先生は眼を輝かせて寄ってこられ、是非第四内科に入れと私にほとんど命令された。この前、上野鈴本（演芸場）に医局員を連れて行ったが、みな居眠りしてやがった。落語がいかに大事なものか、分かるのはお前しかいない、とにかく来い、と。これで一生の就職先が決まるのである。

先生は若い医者たちに、寄席へ行け、寄席で噺家を聞いてプレゼンテーションの勉強をしろ、と指導された。冗談だと思ってみなが笑うと、どうして笑うんだ、俺は本気だ、とムキになって怒っておられた。先生と寄席でご一緒したことも何度かあるが、最後は、古今亭志ん朝師匠が亡くなる前年に中央会館の独演会で偶然お会いした時で、先生はお嬢さんと一緒に来ておられた。志ん朝師匠はかなりやせて見えたが、「付き馬」の話芸の冴えはさすがのもので、会がはねた後、先生は「やっぱり志ん朝はいいよなあ」と私に声をかけて帰られた。

尾形悦郎先生は2009年に77歳で亡くなられた。ここで不肖の弟子が先生の遺志を勝手に継いだつもりになって、落語を聞け、と若い医者に伝える次第である。

実のところ私と尾形先生の好みはかなり異なっていて、志ん朝師匠は素晴らしい、ということで一致するくらいである。これは世の中の落語ファンのほぼすべてが同意することなので、共通点のうちに入らない。中野翠さんは、深夜番組で師匠の「文七元結」を聞いて落語に目覚めたとかいうが、それってタージマハールを見てインドの建築は素晴らしいと賞賛するようなもので、実際にはスラムの掘建て小屋の方が多い。

私は、当代柳家小三治師匠を強く推奨しており、志ん朝師匠が亡くなった2001年当時、もう小三治師しかいない、と思っていた。尾形先生は、理由は分からないが「小三治はなあ」と懐疑的で、志ん朝師亡き後も「良いのはいっぱいいる」とおっしゃっていた。その一人として今の林家正蔵（こぶ平）を挙げられたのには、私は不同意である。

尾形先生は、彼の「景清」はかなりのものらしい、とかおっしゃっていたが、私は正蔵襲名の時にテレビニュースで5秒だけ流れた、「子別れ」でのこぶ平の「おとっつぁん！」という台詞一つを聞いて、こいつはヘタクソだとすぐに分かった。もちろん、カネとヒマを使って正蔵を聞きに行くようなことは、私はしていない。

2000年前後は本当に暗黒の時代で、今は文句なしに達人の域にある立川志の輔師匠も、90年代のCDなんて聞くと全く面白くない。ましてや、こぶ平なんか論外で、尾形先生でさえああいうのに期待しなければならなかったというのは非常に寂しい状況である。ただここ数年、「カネ出して聞く価値のある」のが徐々に増えて来ており、私も小三治、志の輔、立川談春など秒殺でチケットが売り切れとなってしまう噺家の他、柳家三三、桃月庵白酒、三遊亭遊雀などの会に出かけて、それなりに忙しい。尾形先生がお元気でおられたら誰を贔屓になさっていたか、と考えている。

死神の仕事

ここでしばらく尾形先生から離れて、私が最も強烈な印象を受けた落語として、当代小三治師匠の十八番の一つ、「死神」を取り上げたい。ちなみに朝日新聞が、死刑囚への死刑執行を指示した当時の鳩山邦夫法務大臣を「死に神」と表現して物議を醸したことがあった。朝日と鳩山邦夫の争いなんてどうでもいいが、「死に神」という表記が日本語として醜い、とは思わなかったのだろうか。この感覚が分からない人には説明したって仕方がないが、私はこういう表記をするような人間を「言葉のプロ」と認めない。

金に詰まって自殺を考えた男の前に死神が現れ、金儲けを教える。病人のそばには必ず死神が座っており、それが足元にいる時には呪文を唱えれば退散し、病人は助かる。ただ、枕元に死神がいたら手をつけるな。それは寿命だからだ。教わった方法で病人を次々と治した男だったが、儲けた金を散財して、また貧乏になる。その後は病人の枕元にばかり死神がいて、手が出せず儲けにならない。ある大店の旦那もそうだったが、五千両の金を積まれた男は隙を見て病人の向きを変え、死神がいる場所を強引に足元にして呪文で追っ払う。男の前に再び現れた死神は、男を、人間の寿命を示す蠟燭《ろうそく》が並ぶ洞窟へ案内する。そして、消えかかっている蠟燭を示し、これはお前の寿命だ、もとはもっとあったがお前が金に目が眩んで病人の寿命と取替えたのだと言う。必死で命乞いする男に対して死神は、燃えさしの蠟燭を渡し、炎を継ぐことができれば、その分助かると教える。なんとか火を灯そうとする男。「そんなに震えると、消えるぞ……消えるぞ……」

原話はグリム童話やイタリア歌劇にあって、後者では男が機転を利かせて死神を退散させるところで終わっているらしい。それを落語にして、この凄まじいクライマックスを付け加えたのは明治の天才、三遊亭円朝とされる。本作にはいろんな噺家が手を加えており、志の輔・談春や春風亭小朝といった巧者たちもストーリーを改変しているが、多くはクライマックスの後に話を付け足していて、あまり面白くない。やはり、現行の筋を完成させた六代目三遊亭円生師と、落ちだけを変えた小三治師のものが白眉である。

私はもう25年も前、三越劇場でこの小三治「死神」を聞き、「消えるぞ……」の後に続く死神の言葉に、爆笑しながら背筋が凍り付くという経験を初めてした。その前に出た林家こん平が、並外れて酷かったのも併せて覚えている。私が聞いてきた落語の、ベストとワーストである。

この噺には、考えさせられるところが多い。まず、死神の、「人は病気で死ぬんじゃねえ。寿命で死ぬんだ」という台詞。だから、枕元に死神がいたら人間は「手をつけちゃあいけねえ」のである。五代目古今亭今輔師の演じる死神は、初対面で恐れ戦く男に「俺たちは別に人殺しをやっているわけじゃあねえ。ただ、人間の寿命を見守っているだけだ」と言っている。これは、私が今、癌の医者としてやっている仕事に、きわめて近い。

我々がやっている医療は、幾らかでも、この「死神の仕事」を超えているのだろうか？　そしてもしそうならば、すなわち、治療によって「病気の自然歴《ナチュラル・ヒストリー》を変える」ということができているとしたら、それは実のところ「神の摂理」に反する行為ではないのか？　私の知っている呼吸器内科医は、同僚の外科医によって肺移植を受けた患者が回復するのを見て、「あれは本当に、神に逆らう医療だ」と呻くような讃辞を捧げていた。医学はそういう、「枕元の死神を無理矢理追い払う」方へ向かいつつあるのは間違いない。私は、それが良いとか悪いとかの話をしているのではない。

これとは別に、どうして最初、死神が男を助けようとしたのか、がよく分からない。円生師も小三治師も、「お前と俺とは前世から深い縁《えにし》がある」のだと死神に言わせるだけで、その理由は最後まで明かされない。もう一つ、これに絡んで、男が最後に裏切ることを死神は予見していたのだろうか。小三治師の死神はそうでもなさそうだが、円生師のは男が震えながら火を継ごうとするのを実に楽しそうに見ている。芸談で円生師は、「これは死神にとって、会心の笑みなんですね」と話しているし、弟子の五代目円楽師はもっと直接的に、「面白えなあ。自分から死にたい、と言ってる奴なんかつまらねえけど、死にたくない奴が悪足掻《わるあが》きするのを見るのは堪らねえ」と死神に言わせている。そうなると、分かっていてわざとこの状況に追い込んで楽しんでいる、ということになる。死神に弄ばれ欲で身を滅ぼす男は、より哀れである。

コンマ数秒以下の「間合い」の差

ところで、小三治師自身は、こういうストーリー性の高い、「テキストを素読みにしても結構な」噺よりもむしろ、筋はなきに等しい、いわば「バカバカしい」ものの方が好みだとおっしゃっている。おそらく師匠の念頭にあるのは「あくび指南」ではないか、と私は推測している。ストーリーは省略、というよりそもそもないのだから紹介のしようもない。小三治師の高座で何度も聞いたが、何度聞いても可笑しい。奇想天外なギャグが出て来るわけではなく、ただ会話の「間」で笑わされるのである。小三治師は、落語は「笑わせる」ものではなく、聞いていて思わず「笑ってしまう」ものだとおっしゃっていた。至言である。

上方では「あくびの稽古」という題になっている。桂米朝師のを聞くと、「あいつらはアホと違うか」と言われるだけで、たまらなく可笑しい。米朝師は御自分で上方落語の噺をいくつも掘り起こされたが、それを継承した弟子たちは、米朝師匠とほとんど同じギャグを喋っているのに全く印象が異なり、ちっとも笑えない。ストップウォッチで測ってもコンマ数秒以下の「間合い」の差が、決定的な違いとなって現れるのだから、ある意味恐ろしいことである。言葉として出て来る「内容」は全く同じなのに。

さて憚《はばか》りながらこの私は、学会講演等の「話がうまい」ことでは定評がある。凡百の大学教授なんて、私の足元にも及ばない。ただ私の話は、とにかく詰め込んだ内容を速射砲のごとく捲し立てるスタイルであり、最近は年のせいでやや滑舌が衰えた気がするので、このやり方には限界を感じつつある。それに、スピーディーな展開が持ち味であるので、もともと興味をもってくれている人にはいいが、そうでなければ聴衆を置いてけぼりにしてしまう恐れがある。

先代（五代目）の柳家小さん師匠は、馴染みの薄い地方へ出かけても、落ち着かない客席の前で、いつものごとく独り言のようにブツブツと高座で話し出す。すると、当初ざわついていた客はいつの間にか引き込まれて聞き入っていく。その一方、小さん師匠のもと弟子である立川談志家元が、アウェイの大阪で「俺の話が聞きたくない奴は帰れ」と言い放ったところ、ぞろぞろと大半の客が席を立った、という。どちらの方が王道かは言うまでもない。もっとも、好き放題しまくってこの世とオサラバした家元は「王道」になんて興味なかったかも知れない。

尾形悦郎先生の講義は、すばらしく面白かった。ゆっくりと間をとって、しかし間延びせず、初心者にも分かり易く始まり、けれど上級者も退屈させず、必要なポイントを押さえつつ、いつの間にか最先端まで話が及んでいた。最先端まで行ったことは先生の、痺れるような決めゼリフで分かる。「……ここで出て来るこれこれの疑問への答は、僕は知らない。そして、僕が知らないことは、世界の誰もまだ知らない」

今、私が同じ時間を与えられたとして、尾形先生よりも数多くの単語とデータを並べるであろうが、とても同じ分量の内容を伝えられそうにはない。中身の吟味もさることながら、あの間合いの取り方は絶妙であった。その目で見直すと、内外の講演の名手はすべてゆっくりと話している、ように感じさせている。私のようにテンポとスピードを「売り」にしているのは「達者」かも知れぬが、名人の域には遠い。私はもうすぐ、私が初めて尾形先生にお会いした時の先生の年齢に達するが、果たして「師匠の芸」に近づくことができるだろうか。

臨床医にとって多数を相手にするプレゼンテーションよりももっと重要なのは、患者や家族に対する面談である。ここでコミュニケーションの齟齬を来すと、どんな名医でも墓穴を掘ることになりかねないのは『白い巨塔』の財前五郎が示す通りである。

特に私は、専門の関係で辛く厳しいこと、患者や家族にとって聞きたくもないことを話し、伝えなければならない。そしてこの場合、話の内容はどうでもいいと言えば語弊があるが、内容よりも遥かに重要なのは相手の信頼を得ることである。患者や家族にとっては、「良いこと」を話してくれる方がより善い医者に思えるのは当然である。いくら、「本当のことを聞きたい」と口では言っていても、それを鵜呑みにすると往々にして後で恨まれる。だって本当のことを知りたい、と言ったじゃないかと反論しても無駄である。ケチのつけようは、いくらでもある。曰く、あの言い方はないだろう。態度が冷たすぎる。我々は、「状況に対する怒り」のスケープゴートにされる。

こういうのは「ドライな」欧米でも状況は同じようで、現実を正直に話し、かつ患者からの信頼を保つように、という「悪い知らせの伝え方」という教育資材がある。そのビデオに出て来るドクターが、癌の再発を患者に伝えるやり方を見て、私は唸ってしまった。病状を伝え、治療方針を話し、その見込みを言う喋り方もさることながら、最後に、患者が病態を理解したことを確認した上で、ちょっと態度を緩めて軽い冗談を言って笑わせる。患者は極度の緊張状態にあったので、ほんの少し緩むと思わず「笑ってしまう」のである。これは桂枝雀師が「笑いは緊張の緩和である」と喝破していたことの見事な実践でもある。そして、それによってこの厳しい面談を、なんとなく穏やかで前向きな雰囲気にして終わらせている。こんなのはスベったらドツボであるが、明らかにこのドクターは「狙ってウケをとって」いる。これぞ名人芸である。

医学は科学の一つだろうが、医療はそうではない。人間を相手にするにあたっては「芸」が必要である。ヒポクラテスはこれを「アート」と言った。その修得は、医学の勉強以外のものからでないといけない。これが分からない奴らに対して、尾形先生が「俺は本気だ」と怒るのはもっともである。

亡くなる2年ほど前、突然尾形先生から、がんセンターにいた私に電話がかかってきたことがある。当時私は、先生がその後命を奪うことになる悪性リンパ腫をお持ちであることを、知らなかった。

結局のところ、どういう御用だったのか、今もって分からない。研究所の誰それを知っているか、というような話から、将来的にこういう共同研究をやりたい、とおっしゃっていた。一段落した後で、先生は、「で、お前、最近、聴いてるか」とお聞きになった。何を聴いてるか、なんて言わずとも明らかである。

「はあ。小三治さん、とかですね」

「小三治なんて、チケット取れないだろう」

「大変ですけど、なんとかゲットしてます」

「どうやったらあんなのが取れるんだ？」

先生は一息置いた後、いやに真剣な声になって、こう私に尋ねられた。

「お前、もしかして、仕事してねぇんじゃないのか？」

【初出について】本書収録の各編はいずれも「新潮45」に掲載したものに加筆・修正を加え、タイトルを一部変更したものです（（　）内は掲載号）。

Ⅰ　「敗戦処理」はエースの仕事である　1　「敗戦処理」とは何か（2011年10月号）　2　「患者の死」は忌むべき敗北なのか（2011年11月号）　3　「寝たきり」人生の価値（2011年12月号）

Ⅱ　情報が害毒を生産する　1　不安のもとになる情報（2012年6月号）　2　「最悪を想定する」という無責任（2012年7月号）

Ⅲ　「惰性」の研究　1　惰性の功罪（2012年12月号）　2　「タリバンホスピス」の傲慢（2013年1月号）　3　人は思考停止を欲する（2013年2月号）　4　惰性の活用とその限界（2013年3月号）

Ⅳ　諸悪の根源、民主主義　1　ルーピーを生み出すシステム（2011年8月号）　2　自称リーダー多くして国沈む（2012年3月号）　3　あなたも私もビョーキである（2012年8〜9月号）　4　「信じる」者は救われない（2012年10月号）

Ⅴ　逆風下のプロフェッショナリズム　1　八百長は文化である（2011年9月号）　2　「原子力村」のプロが日本を救う（2012年2月号）　3　金で魂を売る作法（2012年11月号）　4　死神の仕事、実は医者の仕事（2012年1月号）

里見清一　本名・國頭英夫。三井記念病院呼吸器内科科長。1961（昭和36）年鳥取県生まれ。東京大学医学部卒業後、国立がんセンター中央病院内科などを経て現職。著書に『偽善の医療』など。

Ⓢ新潮新書

525

衆愚《しゅうぐ》の病理《びょうり》

著　者　里見清一《さとみせいいち》

2013年6月20日　発行

発行者　佐　藤　隆　信

発行所　株式会社新潮社

〒162-8711　東京都新宿区矢来町71番地
編集部(03)3266-5430　読者係(03)3266-5111
http://www.shinchosha.co.jp

印刷所　大日本印刷株式会社
製本所　加藤製本株式会社
© Seiichi Satomi 2013, Printed in Japan

乱丁・落丁本は、ご面倒ですが
小社読者係宛お送りください。
送料小社負担にてお取替えいたします。

ISBN978-4-10-610525-8　C0236

価格はカバーに表示してあります。

Ⓢ新潮新書

306 偽善の医療　里見清一

「〝患者さま〟という呼称を撲滅せよ」「セカンドオピニオンを有難がるな」「有名人の癌闘病記は間違いだらけ」——医療にまつわる様々な偽善を現役医師が喝破する。

003 バカの壁　養老孟司

話が通じない相手との間には何があるのか。「共同体」「無意識」「脳」「身体」など多様な角度から考えると見えてくる、私たちを取り囲む「壁」とは——。

282 「名医」のウソ　病院で損をしないために　児玉知之

「名医・名病院ガイド」をいくら読んでも、医療に対する不満は解消できない。医療格差の被害者にならないために、患者として知っておくべき知識を現役医師が解説する。

474 「新型うつ病」のデタラメ　中嶋 聡

この十年で急増した「新型うつ病」。従来のうつ病とは明らかに異なる病態をもつそれは、本当に〝病気〟と言えるのだろうか。もはや社会問題。そのまやかしを、現役精神科医が暴く。

513 医療にたかるな　村上智彦

医療費をムダ遣いする高齢者、医療崩壊を捏造するマスコミ……財政破綻の夕張市に乗り込んだ医師が見た真実とは？　この国の未来を喰いものにする「ごまかし」を暴く。